PD DR. MED. EVA CHRISTINA SCHWANECK

IN DER SPRECHSTUNDE: RHEUMA

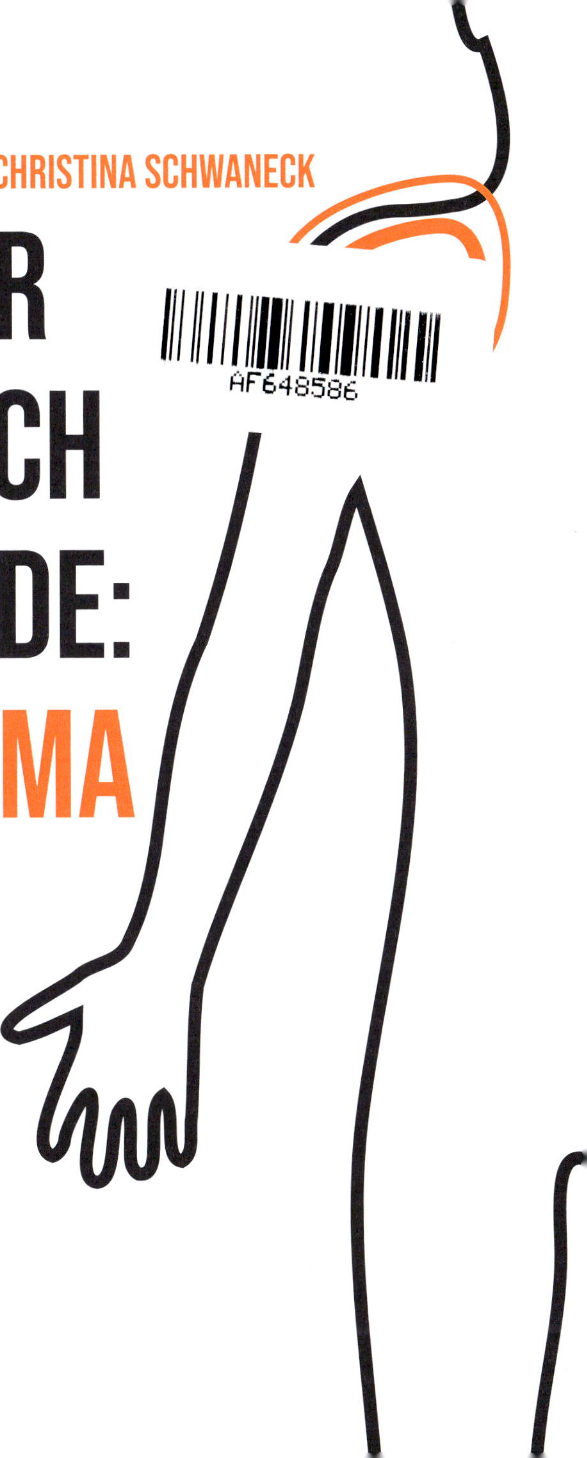

ERKENNEN
VERSTEHEN
BEHANDELN

herbig

Bildnachweis
Mit 1 Illustration von Adobe Stock/gritsalak (S. 13)
Autorenfoto: Jalost Fotostudio

Impressum

Umschlaggestaltung von Vanessa Frömmig

Gedruckt auf chlorfrei gebleichtem Papier

ISBN 978-3-96859-055-4
Projektleitung: Ramona Kapp
Redaktion: Dr. Doris Kliem, Urbach
Gestaltungskonzept, Gestaltung und Satz: DOPPELPUNKT, Stuttgart
Produktion: Vanessa Frömmig
Druck und Bindung: Westermann Druck, Zwickau
Printed in Germany / Imprimé en Allemagne

FSC
www.fsc.org
MIX
Papier | Fördert gute Waldnutzung
FSC® C110508

INHALT

VORWORT

Liebe Leserin, lieber Leser,

dieses Buch richtet sich an Patientinnen und Patienten mit Gelenkrheuma, an deren Angehörige und an Menschen, die sich für Gelenkrheuma und Autoimmunerkrankungen interessieren. Während meiner Arbeit habe ich immer wieder festgestellt, dass viele Fragen auftauchen, die in den zwanzig Minuten, die die Ärztin oder der Arzt vielleicht zur Verfügung hat, nicht beantwortet werden können: Fragen zur Erkrankung, zur Therapie und dazu, was man selbst für seine Gesundheit tun kann, unabhängig von Medikamenten.

Eine chronische Krankheit zu haben, ist immer eine Belastung und macht Angst – Angst vor Invalidität, vor den Medikamenten, vor der Zukunft. Die gute Nachricht ist, dass die Rheumatologie in den vergangenen zwanzig Jahren eine Revolution erlebt hat. Während noch in den 1990er-Jahren ein klassisches Gelenkrheuma nahezu sicher zu Behinderungen und vielleicht in den Rollstuhl geführt hat, ist das heute längst nicht mehr der Fall. Durch den ganzen Dschungel an Medikamenten, die wir einsetzen, entsteht jedoch ein enormer Beratungsbedarf. Die Patientinnen und Patienten fragen sich, was wirklich sein muss, welche Gefahren und welchen Nutzen bestimmte Therapien haben. Mit dem Buch hoffe ich, einen Wegweiser durch diesen Dschungel bereitgestellt zu haben.

Ein Wort zum Gendern: Ich nutze in diesem Buch manchmal abwechselnd männliche und weibliche Formen, weil ich es umständlich finde, immer beide zu nennen, und weil ich es altmodisch finde, immer die männliche Form zu verwenden. In aller Regel sind alle Geschlechter gemeint.

Ihre Eva C. Schwaneck

RHEUMA: UNSER IMMUNSYSTEM

1

Das Immunsystem ist unser Schutz vor der Außenwelt. Es schützt uns vor Viren, Schmutz, Pilzen, Parasiten und Bakterien und auch vor uns selbst, wenn sich eine Krebserkrankung bildet. Es ist außerdem eine Art Müllabfuhr für den fortwährend entstehenden Zellschutt im Körper, da sich die meisten menschlichen Gewebe immerfort erneuern und dabei alte Zellen absterben und abgeräumt werden müssen. Leider ist das Immunsystem nicht perfekt und wir erleben manchmal Infektionen, die unser Körper nicht besiegen kann, oder es entwickelt sich eine Krebserkrankung, die das Immunsystem nicht erkennt. In seltenen Fällen kann es sich außerdem gegen den eigenen Körper richten.

Das Immunsystem ist an den Grenzflächen des Körpers besonders aktiv, also an unserer Haut und unseren Schleimhäuten, zum Beispiel im Magen-Darm-Trakt und in den Atemwegen. Es fließt aber mit der Lymphflüssigkeit und dem Blut auch überall durch unseren Körper. Besonders geschützte Teile unseres Körpers, wie die Gelenkhöhlen oder auch das zentrale Nervensystem (Gehirn und Rückenmark), werden normalerweise nicht von vielen Immunzellen umflossen. Dort finden sich nur im Falle einer Entzündung, also einer Aktivierung des Immunsystems, Immunzellen und Antikörper.

Das Immunsystem besteht grob gesagt aus zwei Teilen: einem älteren Teil, dem angeborenen Immunsystem, und einem jüngeren Teil, dem lernenden oder adaptiven Immunsystem. Der ältere Teil besteht vor allem aus Makrophagen (Fresszellen), Monozyten (im Blut zirkulierende Vorläufer der Makrophagen und anderer Zellen) und Granulozyten (weiße Blutkörperchen mit gelappten Kernen, die den Großteil der weißen Blutkörperchen ausmachen) sowie aus bestimmten Eiweißstoffen. Wenn wir geboren werden, ist das angeborene Immunsystem bereits fertig ausgebildet. Dies geschieht mithilfe der Information in unseren Genen. Es verändert sich im Laufe des Lebens nicht und ist immer sofort zur Stelle. Granulozyten, Monozyten und Makrophagen bekämpfen Bakterien und räumen abgestorbene Zellen aus dem Weg. Wenn sich Eiter bildet, besteht er vor allem aus diesen Zellen.

Das adaptive Immunsystem setzt sich zusammen aus T-Zellen und B-Zellen, den sogenannten Lymphozyten, sowie den von den B-Zellen gebildeten Antikörpern. T- und B-Zellen lernen durch Kontakt mit Krankheitserregern, diese zu erkennen und zu bekämpfen. Für diese Form der Immunantwort braucht der Körper einige Tage Zeit. T-Zellen unterteilen sich grob in Killerzellen und Helferzellen. Sie sind für die Virusabwehr und für das Erkennen und Zerstören von Krebszellen wichtig. B-Zellen bilden Abwehrstoffe, die sogenannten Antikörper. Antikörper sind Eiweiße, die Krankheitserreger erkennen, markieren und zerstören können. Wenn wir eine Impfung erhalten und die Ärztin anschließend den Impftiter bestimmt, um zu schauen, ob die Impfung angeschlagen hat, dann misst sie ebendiese Antikörper.

Alle Zellen des Immunsystems arbeiten zusammen. So kann es sein, dass ein Makrophage eine Bakterie abtötet und frisst, anschließend den B-Zellen Teile dieser Bakterie präsentiert und die B-Zellen dazu passende Antikörper produzieren, nachdem sie sich bei einer T-Zelle versichert haben, ob sie das wirklich tun sollen.

Was bedeutet »großes und kleines Blutbild«?

Alle oben erwähnten Zellen des Immunsystems bilden zusammen die sogenannten weißen Blutkörperchen oder auf Griechisch Leukozyten (griech.: *leukós* = weiß). Die Zellen heißen so, weil sie in großer Zahl eine weißliche Flüssigkeit bilden, zum Beispiel, wenn sich Eiter bildet, oder bei bestimmten Blutkrebserkrankungen, den Leukämien. Wenn der Hausarzt ein kleines Blutbild macht, misst er Leukozyten, Erythrozyten (rote Blutkörperchen) und Thrombozyten (Blutplättchen). Im großen Blutbild werden dann die Leukozyten zusätzlich maschinell oder mit dem Mikroskop untersucht und aufgeteilt in Granulozyten (und deren Unterformen), Lymphozyten (T- und B-Zellen) sowie Monozyten. Im großen Blutbild können außerdem aktivierte Formen weißer Blutkörperchen auffallen, zum Beispiel durch eine Virusinfektion, oder entartete weiße Blutkörperchen bei Blutkrebserkrankungen. Um sich einen Überblick über die Blutzellen zu verschaffen, reicht ein kleines Blutbild. Der Rheumatologe braucht aber zumeist das große Blutbild.

2 Was ist eine Entzündung?

Wenn ein Krankheitserreger in den Körper eindringt, wird er zum Beispiel von einem Granulozyten zerstört und seine Teile werden T- und B-Lymphozyten präsentiert. Alle beteiligten Zellen teilen und vermehren sich und es werden Antikörper gebildet. Diejenigen Zellen, die zuerst vor Ort sind, locken durch Botenstoffe des Immunsystems, die Zytokine, andere Immunzellen an. Eine Entzündung kann aber auch durch eine Verletzung, durch Kälte oder Hitze hervorgerufen werden. Eine Entzündung ist erst einmal keine Krankheit, sondern kann eine gesunde Reaktion des Immunsystems auf einen Krankheitserreger sein. Das Immunsystem schaukelt sich bei einem solchen Kontakt zunächst hoch und es werden immer mehr Zellen und Zytokine gebildet. Es gibt jedoch auch gegenläufige Mechanismen, die die Entzündung wieder abflauen lassen, damit sie nicht aus dem Ruder läuft und mehr Schaden als Nutzen anrichtet. Das können sogenannte regulatorische T-Zellen oder Botenstoffe wie Interleukin 10 (IL10) sein. Sie sind ebenfalls Teil des Immunsystems und regeln die Entzündung wieder herunter, wenn der Auslöser bekämpft ist. Durch die Entzündung werden auch Reparaturvorgänge in Gang gesetzt, es bildet sich zum Beispiel nach einer Verletzung eine Narbe.

Die Entzündungszeichen

Die klassischen Zeichen der Entzündung heißen auf Latein *Rubor* (Rötung), *Calor* (Überwärmung), *Tumor* (Schwellung), *Dolor* (Schmerz) und *Functio laesa* (eingeschränkte Funktion). Ein entzündetes Gelenk ist zumeist warm, rot, geschwollen, schmerzt und funktioniert nicht gut. Finden Entzündungen im Inneren des Körpers statt, wie bei der Gallenblasenentzündung, können wir natürlich nicht alle diese Zeichen sehen, weil die Organe im Körperinneren versteckt sind. Entzündungen werden in medizinischer Fachsprache mit der Wortendung »-itis« bezeichnet. So hat beispielsweise die Synovia, die Gelenkhaut, eine Synovialitis, wenn sie entzündet ist.

Ist das Immunsystem besonders stark, wenn es wie beim Rheuma den Körper angreift?

Bevor ich mich im Studium damit beschäftigt habe, hatte ich die Vorstellung, dass das Immunsystem des Rheumatikers besonders stark sein müsse, weil es nicht weiß, wohin mit seiner Kraft, und deswegen den Körper angreift. Tatsächlich ist das Gegenteil der Fall: Das Immunsystem des Rheumatikers greift zwar körpereigene Strukturen an, ist aber ansonsten eher schwächer als dasjenige von Gesunden. Daher neigen Menschen mit Rheuma oder anderen schweren Autoimmunerkrankungen eher zu schweren Infektionen als Menschen ohne diese Erkrankungen. Der Effekt wird durch die oft immunschwächenden Medikamente noch verstärkt.

Was ist eine Autoimmunerkrankung?

Das Immunsystem muss zwischen körpereigenen und -fremden Strukturen unterscheiden und außerdem erkennen, ob eine körpereigene Zelle zu einer Krebszelle zu entarten droht – dann muss sie abgetötet werden. Diese wichtigen Unterscheidungen gelingen dem

Immunsystem bei einer Autoimmunerkrankung nicht immer. Denn die Zellen des adaptiven Immunsystems neigen dann dazu, normale Körperstrukturen als fremd zu erkennen, weil sie zum Beispiel den falschen Rezeptor (Adapter) haben. Es werden dann T-Zellen gebildet, die körpereigene Strukturen angreifen, und B-Zellen, die Antikörper gegen körpereigene Strukturen produzieren.

Menschliche Gewebe erneuern sich außerdem ständig. Dabei fällt Zellschutt in Form abgestorbener Zellen an. Dieser muss vom Immunsystem weggeräumt werden. Normalerweise merkt man nichts davon. Bei Patienten mit Autoimmunerkrankungen kann jedoch der normale Zellzerfall zu einer Entzündung führen, weil dem Immunsystem Teile des Innenlebens der abgestorbenen Zellen so präsentiert werden, dass die Immunzellen sie für fremd halten.

Der krankhafte Angriff des Immunsystems auf körpereigene Strukturen schaukelt sich im schlechtesten Fall von einem kleinen Scharmützel zu einem regelrechten Krieg hoch. Die gegenregulatorischen Mechanismen des Immunsystems versagen und es wird gesundes Gewebe zerstört, wie etwa die Gelenkschleimhaut oder der Gelenkknorpel. Die starke Aktivität des fehlgeleiteten Immunsystems kann zu Allgemeinsymptomen wie Fieber, Nachtschweiß oder Gewichtsverlust führen.

5 Wie unterscheiden sich verschiedene Autoimmunerkrankungen?

Es gibt Hunderte verschiedene Autoimmunerkrankungen. Wir wissen nicht genau, warum, aber viele Autoimmunerkrankungen folgen einem bestimmten Muster. So schädigt das Immunsystem bei der Nervenkrankheit Multiple Sklerose das Gehirn und das Rückenmark. Bei der Darmkrankheit *Morbus Crohn* werden die Organe des Verdauungstrakts, vom Mund bis zum After, geschädigt. Beim klassischen Gelenkrheuma, der Rheumatoiden Arthritis, werden bestimmte Gelenke und seltener auch Organe geschädigt.

RHEUMA: AUFBAU UNSERES BEWEGUNGS-APPARATS

2

Mein Großvater war mit mir als Kind im Senckenberg Naturmuseum in Frankfurt. In Erinnerung sind mir nur die Dinosaurier geblieben. Dort hängen faszinierende Skelette der ausgestorbenen Riesen an Metallstreben. Warum stehen sie nicht einfach selbst? Weil unsere Knochen allein uns nicht tragen können. Erst das Zusammenspiel aus Knochen, Gelenken, Muskeln, Faszien und Bändern formt und hält unseren Körper und erlaubt es uns, uns zu bewegen. Alle Bestandteile des Bewegungsapparats greifen ständig ineinander. Sie funktionieren zusammen, sie erkranken zusammen, und sie können auch nur zusammen trainiert werden. Wer seine Muskelkraft trainiert, verbessert automatisch auch die Knochendichte. Und wer sich ausgewogen belasten und seine Beweglichkeit erhalten möchte, der muss auch Dehnübungen machen.

6 Wie ist ein Gelenk aufgebaut?

Gelenke verbinden Knochen miteinander und ermöglichen dem Körper Beweglichkeit. Es werden echte und unechte Gelenke unterschieden: Unechte Gelenke sind bandhafte oder knorpelige Verbindungen zwischen Knochen, die sehr fest sind und keinen Gelenkspalt haben. Sie erlauben nur sehr wenig Bewegung. Ein Beispiel dafür ist die Symphyse vorn am Becken, wo beide Schambeine aufeinandertreffen. Die Symphyse erlaubt nur ein wenig Spiel bei der Geburt eines Kindes, wenn sich das Becken der Frau dehnt. Echte Gelenke hingegen haben eine Gelenkkapsel und einen Gelenkspalt. Die Gelenkkapsel ist innen von einer Gelenkhaut ausgekleidet. Die Gelenkhaut bildet die Gelenkflüssigkeit, die das Gelenk ausfüllt, das Gleiten des Gelenks erleichtert und hilft, den Knorpel zu ernähren. Die Gelenkflüssigkeit ist gelblich, etwas schmierig und zieht Fäden, wenn man sie zwischen die Finger nimmt. Die zwei Knochenoberflächen, die im Gelenk aufeinandertreffen, sind von Gelenkknorpel überzogen. Bei den meisten Gelenken unterscheiden wir einen Gelenkkopf und eine Gelenkpfanne,

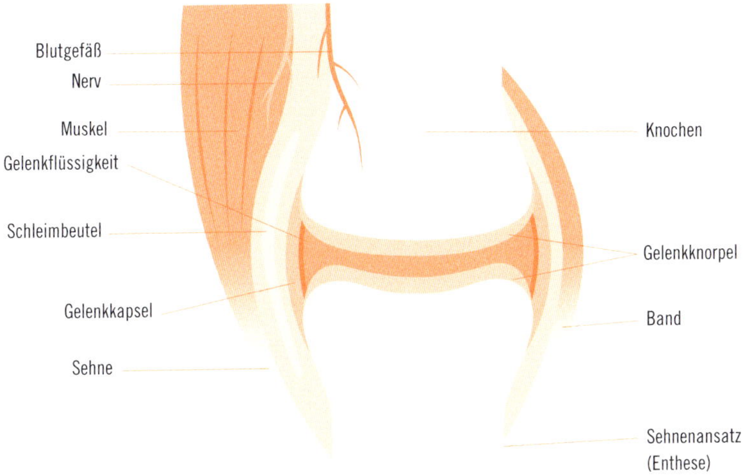

Aufbau eines Gelenks

die von den zwei aufeinandertreffenden Knochen gebildet werden. Bei den Kniegelenken kommen im Gelenk mit den Menisken noch zwei Knorpelscheiben hinzu, die als Gleitlager dienen.

Wie bewegen sich unsere Gelenke?

Häufig werden Gelenke noch von Bändern und Muskeln gesichert, die zusätzlich zur Kapsel Stabilität verleihen. An den Knochen im Bereich des Gelenks setzen Sehnen oder Muskeln an, die die Knochen bewegen. Die Muskeln arbeiten als Gegenspieler, um zum Beispiel den Ellenbogen entweder zu beugen oder zu strecken. Gelenke haben unterschiedliche Bewegungsebenen: Manche Gelenke können sich nur strecken oder beugen, andere erlauben Bewegungen in mehr Richtungen bis hin zum Kugelgelenk, das eine komplette Drehbewegung ermöglicht. Auch die Festigkeit der Kapsel,

Sehnen und Bänder beeinflusst die Beweglichkeit eines Gelenks. Die Beweglichkeit hängt darüber hinaus davon ab, wie stark das Gelenk trainiert ist, und ist außerdem von Mensch zu Mensch unterschiedlich. So können manche Menschen ganz selbstverständlich bei gestreckten Knien die Handflächen auf den Boden legen, während andere davon weit entfernt sind.

8 Können Gelenke steif werden?

Wenn Gelenke nicht regelmäßig durchbewegt werden, verlieren sie an Beweglichkeit. Die Sehnen, Muskeln und Faszien verkürzen sich, die Gelenkkapsel verklebt. So steift eine Schulter schon nach wenigen Tagen bis Wochen ein, wenn sie ruhiggestellt werden musste. Manche älteren Menschen heben die Arme nicht mehr über 90 ° an, tragen zum Beispiel statt Pullovern Blusen und Westen, die man anziehen kann, ohne die Arme zu heben. Früher oder später können diese Senioren die Arme dann gar nicht mehr heben. Auch ein ruhiggestelltes Knie verliert schnell die Fähigkeit, sich komplett durchzustrecken. Deswegen ist es zum Beispiel nicht sinnvoll, ein schmerzendes Knie dauerhaft mit einer Rolle in leichter Beugestellung zu lagern.

9 Was macht Rheuma mit dem Gelenk?

Wenn ein Gelenk von Rheuma befallen ist, entzündet es sich. Zellen des Immunsystems wandern in die Gelenkhaut und die Gelenkflüssigkeit ein und greifen dort die körpereigenen Zellen an. Die Gelenkhaut, auch Synovia genannt, verdickt sich, wuchert regelrecht und bildet Zotten und tumorartige Formationen aus. Das Gelenk produziert vermehrt Flüssigkeit und schwillt an. Dabei wird die Kapsel gedehnt, was Schmerzen verursacht. Mit der Zeit fressen sich die Immunzellen aus der verdickten Gelenkhaut in den Knorpel vor und zerstören diesen. Noch später werden auch Löcher in die gelenknahen Knochen gefressen – wir sprechen von Erosionen. Löcher im Knochen an für Rheuma typischer Stelle sind ein später, aber eindeutiger Hinweis auf das Vorliegen einer Rheumatoiden Arthritis.

10 Können sich Gelenke infizieren?

Ja, das können sie. Entweder geschieht das über die Blutbahn bei immungeschwächten Menschen oder es passiert durch eine Gelenkpunktion oder Gelenkoperation. Innerhalb eines gesunden Gelenks finden sich nur wenige Zellen des Immunsystems, weil Krankheitserreger dort normalerweise nicht hineingelangen können. Ein gesundes Gelenk ist steril. Deswegen sind Gelenkoperationen und Gelenkpunktionen nicht ohne Risiko, weil eine von außen verursachte Infektion des Gelenks mit Bakterien für den Körper schwer zu bekämpfen ist. Durch eine solche Infektion kann im Extremfall das Gelenk vollkommen zerstört werden oder sie kann sogar auf den ganzen Körper übergreifen. Der Fußballspieler Matthias Sammer hatte nach einer kleinen Knieoperation eine Infektion mit resistenten Bakterien. Für ihn war es das Karriereende.

11 Wie sind Sehnen aufgebaut und können sie auch entzündet sein?

Sehnen sind bindegewebige Fortsetzungen der Muskeln und verankern Muskeln an Knochen. Sie dienen der Kraftübertragung, manchmal auch über längere Strecken. So haben beispielsweise nicht alle Fingerbeugemuskeln Platz in der Hand und liegen daher im Unterarm. Ihre Kraft überträgt sich über die Fingerbeugesehnen auf die Fingerknochen. Die Sehne wird in der Fachsprache Tendo genannt. Eine Entzündung der Sehne ist eine Tendinitis, eine Sehnenscheidenentzündung nennt man Tendovaginitis. Bei Entzün-

Fallbeispiel

Ein privat versicherter 60-Jähriger mit Hüftarthrose ging immer wieder mit Hüftschmerzen zu seinem Orthopäden. Eine künstliche Hüfte wollte der Patient nicht. Stattdessen spritzte der Orthopäde insgesamt achtzehn Mal im Laufe von zwei Jahren Kortison in das Hüftgelenk, was bei Arthrose und Arthritis häufig für kurze Zeit Linderung bringt. Eines Tages entwickelte der Patient extrem starke Hüftschmerzen. Er stellte sich beim Rheumatologen vor, weil die Beschwerden so extrem waren, dass er sich nicht vorstellen konnte, dass es sich nur um eine Arthrose handelte. Der Rheumatologe sah die extreme Bewegungseinschränkung der Hüfte und die starken Schmerzen des Patienten. Das erschien nicht typisch für eine Rheumaerkrankung. Dennoch wurde eine zügige Magnetresonanztomografie (MRT) der Hüfte veranlasst, die einen ausgedehnten Abszess (also eine Eiteransammlung) im Bereich des Gelenks und der umliegenden Muskeln zeigte. Der Hüftkopf war bereits zu weiten Teilen weggefressen, denn durch die vielen Spritzen waren Bakterien in das Gelenk gelangt. Der Patient wurde notfallmäßig operiert und der Abszess entlastet. Für einige Wochen hatte der Patient anschließend gar keine Hüfte und saß im Rollstuhl. Erst nach Ausheilung des Infekts konnte eine künstliche Hüfte erfolgreich eingesetzt werden.

dungen der Sehnen wandern Immunzellen in das Sehnengewebe ein und lockern es auf. Flüssigkeit sammelt sich an und kann zum Beispiel mit dem Ultraschall innerhalb der Sehnenscheide festgestellt werden. Mit dem bloßen Auge sieht man vielleicht eine Schwellung, und die Bewegung der Sehne in ihrer Sehnenscheide verursacht Schmerzen. Es kann im Einzelfall schwierig sein zu entscheiden, ob eine Sehnenscheidenentzündung Folge einer Überlastung ist oder Folge eines Gelenkrheumas, da sich beide Formen sehr ähnlich präsentieren können.

12 Welche Rolle spielen Muskeln und Faszien?

Faszien sind straffe bindegewebige Häute, die Muskeln umschließen. Sie sichern die Form und Lage des Muskels. Faszien sind in den vergangenen Jahren in der Fitnessszene zu einiger Berühmtheit gelangt. Möglicherweise kann man durch Dehnübungen die Faszien tatsächlich ein bisschen lockern, und vermutlich verkleben sie auch bei Inaktivität. Der größte Trainingseffekt, den wir erreichen können, bezieht sich aber auf die Muskeln.

Muskeln sind faserige Organe, die an Knochen ansetzen und diese in unterschiedliche Richtungen bewegen. Sie arbeiten stets als Gegenspieler, damit wir ein Gelenk nicht nur beugen, sondern anschließend auch wieder strecken können. Wenn man trainiert, ist es wichtig, stets beide Muskelgruppen – also die Agonisten (»Spieler«) und die Antagonisten (»Gegenspieler«) – zu trainieren. Wer nur die vordere Brustmuskulatur trainiert und den oberen Rücken vernachlässigt, zieht mit der Zeit die Schultern nach vorn und bekommt einen Rundrücken. Neben Kraft und Beweglichkeit liefern Muskeln auch Schutz bei Stürzen. Das kann besonders für ältere Menschen wichtig sein. Auch die Muskeln können bei bestimmten Rheumaerkrankungen, den Myositiden, entzündet sein. Diese Erkrankungen sind aber nicht Gegenstand dieses Buches. Bei der Rheumatoiden Arthritis, dem klassischen Gelenkrheuma, sind Muskeln manchmal durch Kortison beeinträchtigt, sie sind aber selten im eigentlichen Sinne entzündet.

RHEUMA: SYMPTOME UND FOLGEN VON GELENKRHEUMA

3

Ärzte verstehen unter Rheuma einen ganzen Blumenstrauß von Erkrankungen, die alle möglichen Organe betreffen können, die ganz unterschiedlich verlaufen und unterschiedlich behandelt werden müssen. Aus historischen und praktischen Gründen werden einige dieser Erkrankungen von Neurologen, Gastroenterologen oder eben Rheumatologen therapiert. Für die Rheumatologie bleiben dabei Krankheiten übrig, die tatsächlich buchstäblich von der Großzehe bis zur Kopfhaut den ganzen Menschen betreffen können. All diese Krankheiten hier zu behandeln, würde den Rahmen dieses Buches sprengen. Stattdessen möchte ich mich auf das klassische Gelenkrheuma konzentrieren, das man auch Rheumatoide Arthritis nennt.

Die Rheumatoide Arthritis, nachfolgend Rheuma genannt, ist eine dauerhafte oder chronische Entzündung, die vom Immunsystem ausgeht und vor allem die Gelenke betrifft. Die Gelenke werden dabei von Zellen und Botenstoffen des Immunsystems angegriffen, schwellen an und schmerzen. Die Beweglichkeit ist eingeschränkt. Klassischerweise kommt es zu Morgensteifigkeit – die Patientinnen und Patienten können morgens für eine halbe Stunde oder länger die Hände und den ganzen Körper nicht richtig bewegen. Durch Bewegung oder Wärme kann sich das im Laufe des Vormittags dann bessern.

Es ist wichtig und nicht immer ganz einfach, eine Rheumatoide Arthritis, also das klassische Gelenkrheuma, von anderen Rheumaerkrankungen zu unterscheiden, die ebenfalls die Gelenke betreffen können. Es kann außerdem schwierig sein, Rheuma von Arthrose oder von Fibromyalgie zu unterscheiden. Alle diese Erkrankungen werden in diesem Buch erklärt. Manche Menschen können mehrere dieser Erkrankungen gleichzeitig haben.

Schmerzen und Steifigkeit treten beim Rheuma klassischerweise in Schüben auf und springen auch von Körperregion zu Körperregion. Bereits der Begriff »Rheuma« (griech.: *rheuma* = Fluss, Fließen), der aus der Antike stammt, geht auf dieses Fließen der Beschwerden zurück. Neben den Gelenken können auch andere

Organe des Körpers von klassischem Gelenkrheuma befallen werden. Das sind insbesondere die Haut, die Augen und die Lunge. Diesen Aspekten der Erkrankung sind jeweils eigene Fragen in diesem Buch gewidmet.

Rheuma ist eine Erkrankung mit einem von Mensch zu Mensch sehr unterschiedlichen Verlauf. Sie kann in jedem Alter ausbrechen. Die Symptome können schlagartig beginnen oder schleichend über Monate. In den allermeisten Fällen wird die Erkrankung unbehandelt immer schlimmer und fängt mit der Zeit an, den Bewegungsapparat anzugreifen und zu zerstören. Es kann dabei aber auch immer wieder Phasen mit wenig Symptomen geben. Insgesamt handelt es sich um eine schwere, chronische Erkrankung, die für die Patientinnen und Patienten lebensverändernd ist.

Welche Gelenke sind bei Rheuma betroffen?

Die Frage klingt erst einmal seltsam: Alle, würde man denken? Das ist aber nicht so. Typischerweise sind die Gelenke an den Händen vor allem von Rheumaentzündungen betroffen, genauer die Handgelenke, die Fingergrund- und die Fingermittelgelenke. Die Fingerendgelenke sind vom klassischen Gelenkrheuma hingegen nie betroffen. Sie können aber bei anderen rheumatischen Erkrankungen beteiligt sein. Bei den Fingergrundgelenken sind diejenigen des Zeige- und Mittelfingers häufiger betroffen als die anderen Grundgelenke.

Neben den Handgelenken können auch andere große Gelenke entzündet sein. An der oberen Extremität sind das Schultern und Ellenbogen und an den Beinen Hüften, Knie und Sprunggelenke. Auch die kleinen Gelenke der Zehen sind häufig von Rheuma in Mitleidenschaft gezogen. Typisch für klassisches Gelenkrheuma ist ein symmetrischer Befall der Gelenke, also beispielsweise der Befall beider Handgelenke und der Grundgelenke von Zeige- und Mittelfinger an beiden Händen.

Die typische Rheumahand

Mit der Zeit verformen sich die Hände des Rheumatikers durch das charakteristische Befallsmuster der Erkrankung in typischer Weise. Es kommt zur sogenannten Ulnardeviation der Finger und Zehen. Damit wird das Verbiegen der Finger und Zehen zur äußeren Seite hin beschrieben. Wenn die Erkrankung noch weiter fortschreitet, können die Hände nicht mehr zur Faust geschlossen werden und die Hand verliert nach und nach ihre Funktion. Zu Beginn können die Patientinnen und Patienten keine fest verschlossenen Flaschen mehr öffnen, dann auch einfachere Dinge nicht mehr machen. Auch die Feinmotorik leidet, zum Beispiel, wenn man ein Hemd zuknöpfen möchte.

Fallbeispiel

Eine 53-jährige Frau bemerkte eine Schwellung des rechten Sprunggelenks. Das Gelenk war druckempfindlich, andere Gelenke waren nicht betroffen. Sie ging zum Orthopäden, der das Gelenk zweimal operierte in der Annahme, es liege eine Krebserkrankung (Sarkom) vor. Nach der zweiten Operation vermutete die Pathologin, die das entfernte Gewebe untersuchte, Gelenkrheuma. Die Patientin stellte sich beim Rheumatologen vor. In der Blutuntersuchung wurden Rheumaantikörper nachgewiesen. Obwohl nur ein Gelenk betroffen war, wurde Gelenkrheuma diagnostiziert. Unter einer Therapie mit MTX (siehe Frage 70) wurde die Patientin endlich beschwerdefrei.

Was ist mit der Wirbelsäule?

Die Wirbelsäule ist vom klassischen Gelenkrheuma mit Ausnahme der oberen Halswirbelsäule in aller Regel nicht betroffen. Am obersten Ende der Halswirbelsäule dreht sich der oberste Wirbelkörper um eine Art Zapfen (Dens) des zweitobersten Wirbelkörpers. Dieses Kopfgelenk kann durch Rheuma angefressen und seine Bänder können gelockert werden. Im Extremfall kann dann der Dens abbrechen und in das Rückenmark hineinkippen. Die Folge ist entweder der Tod oder eine hohe Querschnittslähmung aller vier Extremitäten. Daher ist es sinnvoll, bei Patientinnen und Patienten mit langjährigem, schwerem Gelenkrheuma ab und zu die Halswirbelsäule zu röntgen, um eine Instabilität nicht zu übersehen. Unter einer konsequenten medikamentösen Therapie des Rheumas kommt es normalerweise aber gar nicht so weit.

Betrifft Rheuma immer die Gelenke?

Die allermeisten Rheumapatientinnen und -patienten haben Gelenkentzündungen. Formal betrachtet sind Gelenkentzündungen sogar eine Voraussetzung dafür, die Diagnose überhaupt stellen zu können. Es gibt jedoch Patienten, die vielleicht nur zu Beginn der Erkrankung Gelenkentzündungen hatten und die im späteren Verlauf eher andere Manifestationen wie eine Lungenbeteiligung oder Blutbildveränderungen erleben. Sehr selten kann es auch vorkommen, dass eine Patientin oder ein Patient passende Antikörper im Blut hat und zum Beispiel deutliche Blutbildveränderungen aufweist, aber keine Gelenkentzündungen und somit auch keine Gelenkschwellungen. In aller Regel werden diese Patienten so behandelt wie Patienten mit Gelenkrheuma, auch wenn man theoretisch die Diagnose ohne Gelenkentzündungen nicht stellen kann.

Patienten und Patientinnen, die Ganzkörperschmerzen, Krämpfe oder Muskelschmerzen haben, aber keine Gelenkschwellungen und auch keine mit bildgebenden Verfahren nachweisbaren Gelenkentzündungen, haben zumeist kein Gelenkrheuma. Bei ihnen kann eine Fibromyalgie vorliegen (siehe die Fragen 41 und 42).

16 Tut Rheuma immer weh?

Schmerzen sind tatsächlich das Hauptsymptom von Rheuma, und die allermeisten Patientinnen und Patienten haben zu irgendeinem Zeitpunkt Gelenkschmerzen. Die Entzündung der Gelenke setzt Botenstoffe frei, die zu einem Schmerzreiz führen. Schmerz ist jedoch eine subjektive Empfindung und von Mensch zu Mensch unterschiedlich. Selbst Extremereignisse wie eine Geburt werden nicht von allen Gebärenden als sehr schmerzhaft empfunden. Und so kann es tatsächlich sein, dass ein Patient ein aktives Rheuma hat, ohne dabei starke Schmerzen zu empfinden. Der umgekehrte Fall, dass jemand Schmerzen ohne nachweisbare Entzündung hat, ist allerdings erheblich häufiger. Die Schmerzen haben den Vorteil, dass sie den Patienten zum Arzt nötigen, sodass eine Behandlung erfolgen kann und die Gelenke keinen dauerhaften Schaden nehmen.

17 Ist Rheuma erblich?

Um Rheuma zu entwickeln, braucht man eine genetische Veranlagung. Es müssen jedoch andere auslösende Faktoren hinzukommen, die wir nicht alle kennen. Es wird vermutet, dass es sich dabei zum Beispiel um Infektionen, Stress oder die Zusammensetzung der Darmbakterien handeln könnte. Die Neigung zu rheumatischen Erkrankungen ist somit tatsächlich erblich, aber nicht zu 100 % durch die Gene gesteuert. Selbst bei eineiigen Zwillingen ist es nicht gesichert, dass der eine Rheuma bekommt, wenn es der andere hat.

Ist Rheuma heilbar?

Rheuma ist eine chronische Erkrankung, die die allermeisten Patientinnen und Patienten ein Leben lang begleitet. Die Erkrankung verläuft allerdings in Schüben, und so kann es durchaus sein, dass sie immer mal einige Jahre ruhig ist. Außerdem wird heutzutage immer früher mit der Behandlung begonnen, weil das als vorteilhaft gilt. Dabei erwischt man immer mal wieder einen Patienten, dessen Gelenkentzündung von selbst wieder verschwunden wäre und keine Therapie gebraucht hätte. Solche Patienten gelten dann als geheilt.

Sehr spannend sind Studien mit Patientinnen und Patienten, die ein sehr hohes Risiko haben, Rheuma zu entwickeln (positive Antikörper, auffälliger MRT-Befund usw.), bei denen man aber wegen fehlender Gelenkschwellungen noch kein Rheuma diagnostizieren kann. Wenn diese Patientinnen und Patienten sehr aggressiv mit einem Biologikum (siehe Frage 83) therapiert werden, entwickeln sie scheinbar in vielen Fällen kein Rheuma. Ob das für das ganze Leben oder nur für einige Jahre gilt, wissen wir noch nicht, weil diese Studien erst in den vergangenen Jahren durchgeführt wurden und noch keine Langzeitergebnisse vorliegen.

In welchem Alter tritt Rheuma typischerweise auf?

Wenn man Menschen auf der Straße fragt, wer Rheuma bekommt, dann sagen sie, dass das alte Frauen sind. Ältere Damen sind tatsächlich eine Risikogruppe, Rheuma tritt am häufigsten zwischen dem 50. und dem 70. Lebensjahr auf. Aber auch Kinder können bereits Rheuma entwickeln, wir sprechen dann von einer Juvenil-Idiopathischen Arthritis (JIA). Und auch im sehr hohen Alter kann man noch Rheuma entwickeln. Der Fachbegriff lautet dann Englisch Late Onset Rheumatoid Arthritis (LORA), also spät beginnende Rheumatoide Arthritis.

Fallbeispiel

Eine 22-jährige Patientin bemerkte Schmerzen und Schwellungen der Handgelenke, die sich binnen weniger Wochen entwickelten. Da sie ansonsten gesund war und keinen Hausarzt hatte, ging sie zum Orthopäden. Der machte ein Röntgenbild, das unauffällig war. Er meinte, dass sie Arthrose habe, und schickte sie wieder weg. Als es immer schlimmer wurde, ging sie zur Rheumatologin. Die stellte erhöhte Entzündungswerte im Blut und eine Entzündung der Handgelenke fest. Weil die Patientin aber erst 22 war, meinte sie, dass es eher kein Rheuma sei und dass sie ohnehin zu jung für die entsprechenden Medikamente sei. Sie wurde wieder weggeschickt. Als es immer schlimmer wurde, stellte sie sich in der Notaufnahme vor und wurde in die Rheumatologie aufgenommen. Es wurde eine Rheumatoide Arthritis festgestellt und mit niedrig dosiertem Kortison und MTX (siehe Frage 70) behandelt. Darunter besserten sich die Symptome deutlich, die Handgelenke waren aber nach drei Monaten noch sichtbar geschwollen. Die Therapie wurde um den Hemmer des Tumornekrosefaktors (TNF) Adalimumab (siehe Frage 87) ergänzt, worunter die Patientin vollständig beschwerdefrei wurde. Ganz im Gegensatz zum Rheuma, das mit 22 durchaus auftreten kann, wäre eine Arthrose der Handgelenke bei einer so jungen Frau eine Rarität gewesen.

20 Wird Rheuma durch Impfungen ausgelöst?

Das Gerücht, dass Impfungen Autoimmunerkrankungen auslösen, hält sich hartnäckig. Die Studienlage gibt das aber nicht her. In den meisten Studien lösen Impfungen weder neue Autoimmunerkrankungen noch Schübe bestehender Erkrankungen aus. Durch die Impfungen gegen Covid-19 hat dieses Gerücht in der Bevölkerung Aufwind bekommen. Letztlich ist es so, dass über 80 % der Rheumaneuerkrankungen des Jahres 2021 in zeitlichem Zusammenhang mit einer Impfung gegen Covid-19 aufgetreten sind, weil eben 80 %

der Deutschen in diesem Jahr geimpft wurden. Es sind aber nach allem, was wir wissen, im Jahr 2021 nicht mehr Rheumaerkrankungen aufgetreten als im Jahr 2019. Leider haben Rheumapatienten und gelegentlich auch deren Hausärztinnen und -ärzte gegen alle Evidenz den leisen Verdacht, dass Impfungen einer Rheumaerkrankung schaden können, weswegen potenziell lebensrettende Impfungen nicht verabreicht werden.

Kann Rauchen Rheuma auslösen oder verschlechtern?

Tatsächlich ist das so. Rauchen kann insbesondere bei Menschen, die schon Rheumaantikörper im Blut haben, ein Gelenkrheuma auslösen. Auch eine bereits bestehende Erkrankung wird durch Rauchen schlimmer. Das gilt nicht nur für das klassische Gelenkrheuma, sondern auch für andere rheumatische Entzündungen des Körpers und der Gelenke. Rauchen erschwert nicht nur die Kontrolle der Gelenkerkrankung, sondern begünstigt auch einen Lungenbefall des Rheumas. Nicht nur Rauchen, sondern auch Luftverschmutzung kann Rheuma auslösen oder verschlechtern.

Kann man Rheuma auch von Medikamenten bekommen?

Bis vor wenigen Jahren hätte man gesagt, dass klassisches Gelenkrheuma eher keine Folge einer Medikamenteneinnahme ist. Mittlerweile ist in der Krebstherapie mit der Erfindung der Checkpoint-Inhibitoren eine kleine Revolution passiert. Das sind Medikamente, die das Immunsystem buchstäblich entfesseln und es ihm damit ermöglichen, Krebsgeschwüre zu bekämpfen, die es vorher übersehen hat. Man kann sich nun gut vorstellen, dass ein »entfesseltes« Immunsystem auch zur Überreaktion neigt, und genau das ist der Fall. Einige Patientinnen und Patienten, die mit einem Checkpoint-Inhibitor behandelt werden, entwickeln Autoimmun-

Fallbeispiel

Ein rüstiger 74-jähriger Patient, der wegen einer Harnblasenkrebserkrankung mit einem Checkpoint-Inhibitor therapiert wurde, bemerkte plötzlich starke Schmerzen in den Hand- und Ellenbogengelenken. Es entwickelten sich sichtbare Schwellungen. Der Onkologe vermutete eine durch die Krebstherapie ausgelöste Arthritis. Im Blut des Patienten ließen sich keine Rheumaantikörper nachweisen, aber die Entzündungszeichen waren ungewöhnlich stark. Um die Wirkung der Krebstherapie nicht zu schwächen, erhielt der Patient zunächst kein Kortison, sondern nur Schmerzmittel. Als das nicht funktionierte, wurden niedrig dosiertes Kortison und MTX (siehe Frage 70) eingesetzt. Daraufhin bildete sich die Gelenkentzündung zurück und der Checkpoint-Inhibitor musste nicht abgesetzt werden.

erkrankungen, in manchen Fällen auch Gelenkrheuma. Die gute Nachricht ist, dass genau bei diesen Patientinnen und Patienten die Wirkung der Medikamente gegen den Krebs besonders gut ist.

23 Kann ich durch Rheuma Hautprobleme bekommen?

In sehr seltenen Fällen kann sich eine Entzündung der kleinen Blutgefäße entwickeln, die sich als Hautausschlag bemerkbar macht. Normalerweise ist die Haut jedoch vom Rheuma nicht in Mitleidenschaft gezogen. Es kann allerdings sehr gut sein, dass die Haut infolge der Einnahme von Kortison dünner wird.

24 Was sind Rheumaknoten?

Rheumaknoten sind Hautknoten, die sich an den Streckseiten von Gelenken entwickeln können. Besonders häufig treten sie an den Händen und den Ellenbogenstreckseiten auf. Rheumaknoten sind meistens relativ derb und verschieblich, anders als knotige Gelenkveränderungen bei Arthrose, die knochenhart und nicht verschieblich sind. Unter dem Mikroskop zeigen Rheumaknoten ein typisches Entzündungsbild. Leider kann man medikamentös nicht viel gegen Rheumaknoten tun. Man kann sie chirurgisch entfernen lassen, sie kommen aber oft wieder.

25 Kann Rheuma auch die Lunge befallen?

Untersucht man die Lungen von Rheumapatientinnen und -patienten nach ihrem Tod, findet man bei einem sehr großen Teil Veränderungen, die durch das Rheuma bedingt sind. Es kann ein bindegewebiger Umbau der Lunge entstehen, der sich Lungenfibrose nennt – die Lunge ist dann weniger elastisch. Auch die Hülle, die die Lunge umgibt (Pleura), kann vom Rheuma befallen werden. In der Lunge können sich sogar Rheumaknoten bilden, besonders bei Patienten und Patientinnen, deren Rheuma besonders fortgeschritten ist. In der Praxis ist es allerdings so, dass nur wenige Patientinnen und Patienten im Alltag durch die Lungenbeteiligung spürbar eingeschränkt sind. Bei einigen wenigen kann die Lungenfibrose jedoch so ausgeprägt sein, dass sie sehr schlecht Luft bekommen und daran sogar versterben können.

26 Meine Augen sind trocken. Befällt Rheuma auch die Augen?

Die Bindehaut des Auges (Konjunktiva) kann tatsächlich von Rheuma betroffen sein. Die Augen sind dann gerötet und trocken. Bei manchen Patientinnen und Patienten entzünden sich die Tränendrüsen; das führt dann ebenfalls zum trockenen Auge. Seltener kann auch die Lederhaut (Sklera) betroffen sein. Im Extremfall können sich in der Lederhaut Geschwüre bilden und das Auge kann unbehandelt verloren gehen. Auch die Hornhaut des Auges kann sich entzünden. Besonders häufig treten Augenbeteiligungen bei älteren Patientinnen und Patienten mit langjährigem, aggressivem Rheuma auf, die auch Rheumaantikörper im Blut haben. Neben einer Therapie mit Augentropfen und eventuell nötigen Operationen durch die Augenärztin können auch einige Rheumamedikamente dagegen helfen.

27 Können Probleme mit den Nieren durch Rheuma verursacht werden?

Die Nieren sind in aller Regel nicht von Gelenkrheuma betroffen. Leider ist es allerdings so, dass die jahrelange Einnahme bestimmter Schmerzmittel wie Diclofenac oder Ibuprofen die Nieren schädigen kann. Zusätzlich können Bluthochdruck und Diabetes besonders bei älteren Patientinnen und Patienten die Nierenfunktion beeinträchtigen.

28 Gibt es einen Zusammenhang zwischen Rheuma und Parodontitis?

Parodontitis ist eine Entzündung des Zahnfleischs und des Zahnhalteapparats. Durch die bakterielle Entzündung des Zahnfleischs können Rheumaantikörper entstehen, die dann die Entwicklung von Rheuma begünstigen. Zusätzlich ist es so, dass bei Rheumapatientinnen und -patienten eher Zahnfleischentzündungen auftreten und diese dadurch mehr Zähne verlieren als Gesunde. Zahnpflege und regelmäßige Zahnarztbesuche inklusive professioneller Zahnreinigung sind daher für Rheumapatientinnen und -patienten besonders wichtig. Rauchen kann das Problem noch verstärken und schädigt das Zahnfleisch ebenfalls.

Fallbeispiel

Eine 70-jährige Frau wurde mit schweren Blutbildveränderungen, Fieber, einer Lungenentzündung und einer Pilzinfektion des Mundes sowie der Speiseröhre in die Hämatologie eingeliefert. Die Milz war vergrößert. Man vermutete zunächst eine akute Leukämie und untersuchte das Knochenmark. Dort ließ sich allerdings keine klassische Leukämie nachweisen. Nach einigen Tagen fiel den behandelnden Hämatologen auf, dass die Hände der Patientin seltsam aussahen. Es wurde ein Röntgenbild der Hände gemacht. Die hinzugezogene Rheumatologin diagnostizierte Gelenkrheuma und ein Felty-Syndrom. Die Patientin erhielt MTX (siehe Frage 70), Kortison und Rituximab (siehe Frage 92) und erholte sich vollständig.

Was ist ein Felty-Syndrom?

Als Felty-Syndrom bezeichnet man das gleichzeitige Auftreten von Gelenkrheuma, einer vergrößerten Milz und einer Verminderung der Granulozytenzahl im Blut. Das Krankheitsbild kann durch die fehlenden Granulozyten zu schweren Infektionen und im Extremfall zum Tod führen. Felty-Syndrome sind zum Glück selten. Sie können mit Rheumamedikamenten behandelt werden.

Sterbe ich früher, wenn ich Rheuma habe?

Menschen mit Gelenkrheuma leiden an einer chronischen Entzündung, die die Blutgefäße schädigt. Dadurch erhöht sich die Wahrscheinlichkeit, einen Schlaganfall oder Herzinfarkt zu erleiden. In der Fachsprache heißt das, dass das kardiovaskuläre Risiko steigt. Das Risiko durch das Gelenkrheuma ist vergleichbar mit demjenigen eines Diabetikers. Neben dem erhöhten kardiovaskulären Risiko haben Rheumapatientinnen und -patienten auch eine erhöhte Anfälligkeit für Infektionen. In der Summe kommt es somit zu einer verringerten Lebenserwartung. Das Gute ist, dass dieser Effekt durch immer wirksamere und verträglichere Therapien heute nicht mehr so groß ist wie noch vor einigen Jahren.

31

Wird Rheuma durch das Wetter beeinflusst?

Rheuma wird durch schlechtes Wetter zwar nicht ausgelöst, aber viele Patientinnen und Patienten berichten, dass sie bei feuchtem oder kaltem Wetter mehr Gelenkschmerzen haben und sich die Gelenke steifer anfühlen. Manche Patientinnen und Patienten bemerken selbst kleine Unterschiede in der Luftfeuchtigkeit oder der Temperatur. Einige können im Sommer das Kortison absetzen und nehmen es im Winter wieder. Patientinnen und Patienten mit türkischen Wurzeln verbringen zum Beispiel gern viel Zeit in der Türkei, weil sich die Beschwerden in der trockenen Wärme bessern.

RHEUMA: RHEUMAÄHNLICHE UND -BEGLEITENDE ERKRANKUNGEN

4

Unsere Gelenke können alle möglichen Probleme entwickeln, die nicht unbedingt mit dem Immunsystem zu tun haben. Wir alle werden Gelenkverschleiß erleben, wenn wir nur alt genug werden. Gelenke können verletzt werden. Sie können auch durch Fehl- oder Überbelastung geschädigt werden. Gleiches gilt für die umliegenden Bänder, Sehnen und Muskeln. Man braucht also kein Rheuma zu haben, um Probleme mit den Gelenken zu bekommen. Ganz im Gegenteil: Die meisten Menschen mit Rücken- und Gelenkproblemen haben kein Rheuma. Die meisten künstlichen Hüften oder Knie, die in Deutschland eingesetzt werden, betreffen Menschen ohne Rheuma.

Auch wenn man Rheuma hat, lohnt es sich, genau hinzusehen. Innerhalb des rheumatischen Formenkreises gibt es viele verschiedene Erkrankungen, die die Gelenke in Mitleidenschaft ziehen können. Neben dem klassischen Gelenkrheuma, um das es in diesem Buch geht, sind das beispielsweise die Schuppenflechtenarthritis, der *Morbus Bechterew* oder auch Organrheumaerkrankungen wie die sogenannten Kollagenosen. Es ist wichtig, genau zu diagnostizieren, welche Rheumaerkrankung vorliegt, weil sich die Therapien und auch der natürliche Verlauf der einzelnen Rheumaerkrankungen voneinander unterscheiden.

32 Ich habe Rückenbeschwerden – kann das auch Rheuma sein?

Der aufrechte Gang ist eine problematische Fortbewegungsweise und macht unseren Rücken zu einer Schwachstelle. Rückenschmerzen sind extrem häufig und haben viele Auslöser. Mit Ausnahme der obersten Gelenke der Halswirbelsäule betrifft klassisches Gelenkrheuma die Wirbelsäule jedoch in aller Regel nicht. Ein Mangel an Sport und Bewegung ist die häufigste Ursache für Rückenschmerzen: Nur ein trainierter Rücken ist ein gesunder Rücken. Auch Übergewicht oder eine Schwangerschaft belasten unseren

Rücken. Durch zu viel Sitzen und den ständigen Blick auf das Smartphone entwickeln viele Menschen eine Fehlhaltung, die auch zu Schmerzen führt. Gelegentlich liegt eine schwerwiegendere Erkrankung als Ursache der Schmerzen vor. Das kann ein Bandscheibenvorfall sein oder ein gebrochener Wirbelkörper bei Osteoporose. Im Extremfall kann auch eine metastasierte Krebserkrankung dahinterstecken. Tatsächlich gibt es aber auch rheumatische Erkrankungen, die Rückenbeschwerden auslösen können. Neben der auf Seite 38 beschriebenen Schuppenflechtenarthritis ist das vor allem der *Morbus Bechterew* (siehe Seite 40).

Ist Gicht auch Rheuma?

Nein, denn Gicht ist keine Autoimmunerkrankung. Gicht entsteht durch die Ablagerung von Harnsäurekristallen in den Gelenken. Die Harnsäurekristalle reizen das Gelenk und es entsteht eine heftige Entzündung mit Rötung und Schwellung. Um Gicht zu entwickeln, muss eine erbliche Neigung vorhanden sein und gleichzeitig vermehrt Harnsäure anfallen. Das passiert in den meisten Fällen bei einer purinreichen Fehlernährung mit zu viel Wurst und Fleisch, zu viel Innereien und insgesamt zu vielen Kalorien. Gezuckerte Getränke und Alkohol verstärken die Neigung zu Gichtanfällen. In der Antike und im Mittelalter galt die Gicht als Erkrankung wohlhabender Menschen, da nur sie sich den nötigen Fleischkonsum leisten konnten. Die erhöhten Harnsäurewerte können in selteneren Fällen auch durch eine Erkrankung der Nieren, durch Blutkrebserkrankungen, Chemotherapien oder extremes Abnehmen verursacht sein. Rheumapatientinnen und -patienten können zusätzlich zum Rheuma an Gicht erkranken.

Schuppenflechtenarthritis

Schuppenflechte ist eine chronisch-entzündliche Erkrankung der Haut. In der Fachsprache wird sie Psoriasis genannt. Dabei bilden sich umschriebene Verdickungen der Haut, die rot sind, stark schuppen, schmerzen und jucken. Diese Verdickungen werden Plaques genannt. Typischerweise sind die Streckseiten der großen Gelenke betroffen, es können sich aber auch Veränderungen an den Handinnenflächen und Fußsohlen bilden. Die Fingernägel können sich verändern und ihre Farbe oder Zusammensetzung kann sich ändern. Manchmal werden sie regelrecht bröselig wie bei einer Nagelpilzerkrankung. Schuppenflechte ist nicht das Gleiche wie Neurodermitis und auch nicht das Gleiche wie gelegentliche Schuppen auf der Kopfhaut, die ganz viele Menschen haben. Sie muss von einem Hautarzt diagnostiziert und behandelt werden.

Viele Menschen mit Schuppenflechte entwickeln Gelenkentzündungen, die die Gelenke im Extremfall zerstören können. Man spricht von Schuppenflechtenarthritis oder in der Fachsprache von Psoriasisarthritis. Männer und Frauen sind in etwa gleich häufig betroffen. Die Schuppenflechtenarthritis kann neben den Gelenken auch die Wirbelsäule befallen. Typischerweise sind zudem die Sehnenansätze entzündet, zum Beispiel gut sichtbar an der Ferse der Ansatz der Achillessehne. Anders als das klassische Gelenkrheuma betrifft die Schuppenflechtenarthritis gern die Fingerendgelenke. Der Gelenkbefall ist oft nicht symmetrisch, sondern die Gelenke sind »im Strahl« betroffen, zum Beispiel alle Gelenke eines Fingers. Zusätzlich können sich schmerzhafte Entzündungen eines ganzen Fingers oder Zehs entwickeln, sogenannte »Wurstfinger«. Das Röntgenbild eines durch Schuppenflechtenarthritis zerstörten Gelenks sieht anders aus als beim klassischen Gelenkrheuma.

Wer an Schuppenflechte mit oder ohne Arthritis leidet, hat ein höheres Risiko, eine chronisch entzündliche Darmerkrankung oder eine Entzündung der Regenbogenhaut des Auges zu entwickeln. Durch die chronische Entzündung ist ähnlich wie beim klassischen Gelenkrheuma das Risiko für Herzinfarkt und Schlaganfall erhöht. Es sind oft zusätzliche Risikofaktoren wie Übergewicht oder Nikotinabhängigkeit vorhanden.

Da die Schuppenflechtenarthritis wie jede Rheumaerkrankung vom Immunsystem ausgeht, ähnelt die Therapie derjenigen des klassischen Gelenkrheumas und besteht im Wesentlichen darin, das Immunsystem zu unterdrücken. Es gibt allerdings manche Medikamente, die nur bei einer von beiden Erkrankungen helfen.

34 Woran erkenne ich einen Gichtanfall?

Gichtanfälle entwickeln sich typischerweise binnen weniger Stunden. Oft sind das Großzehengrundgelenk, das Knie oder das Sprunggelenk betroffen. Gerade bei langjährig bestehender Gichterkrankung können auch mehrere Gelenke zeitgleich entzündet sein. Die entzündeten Gelenke schmerzen massiv, sind geschwollen und gerötet. Viele Patienten können einen Auslöser wie einen Alkoholexzess oder eine Grillparty mit viel Fleisch benennen. Mit und ohne Therapie klingt der Anfall binnen einiger Tage wieder ab.

35 Wie wird Gicht behandelt?

Der akute Gichtanfall wird mit entzündungshemmenden Schmerzmitteln wie Ibuprofen oder Celecoxib behandelt, sofern gegen diese Medikamente keine Einwände bestehen, wie beispielsweise wegen einer schlechten Nierenfunktion. Reicht das nicht aus oder können diese Medikamente nicht gegeben werden, kann Kortison eingesetzt werden. Auch das Gift der Herbstzeitlose, Colchicin, kann in

Morbus Bechterew

Morbus Bechterew ist die klassische Form des Wirbelsäulenrheumas. Er ist das Vollbild der sogenannten axialen Spondyloarthritis. Bei den Spondyloarthritiden entzünden sich die kleinen Gelenke, Sehnenansätze und Bänder der Wirbelsäule. Daraus resultieren Schmerzen und Steifigkeit. Anders als bei nicht rheumatischen Rückenschmerzen haben die Patientinnen und Patienten vor allem frühmorgens und in Ruhe Beschwerden, die sich durch Bewegung bessern. Man spricht von entzündlichen Rückenschmerzen.

Durch die rheumatische Entzündung steift die Wirbelsäule der Betroffenen mit der Zeit zunehmend ein, weil sie regelrecht verknöchert. Das kann man gut auf Röntgenbildern oder im MRT sehen. Im MRT kann man zudem die Entzündung der Wirbelsäule und des oft betroffenen Kreuz-Darmbein-Gelenks darstellen, schon Jahre bevor man auf dem Röntgenbild Verknöcherungen nachweisen kann. Männliche Patienten neigen stärker zur Verknöcherung der Wirbelsäule als Frauen, wobei die Schmerzbelastung bei Frauen aber manchmal sogar noch stärker ist als bei Männern.

Spondyloarthritiden haben eine starke erbliche Komponente. Bis zu 90 % der Patientinnen und Patienten haben das Gen HLA B27. Das sollte somit bei Verdacht auf eine solche Erkrankung unbedingt untersucht werden. Analog zur Schuppenflechtenarthritis haben Betroffene mit Spondyloarthritis ein höheres Risiko für chronisch entzündliche Darmerkrankungen und Entzündungen der Regenbogenhaut. Sie leiden zudem öfter an Schuppenflechte. Auch bei dieser Erkrankung ist das Risiko für Herzinfarkt und Schlaganfall erhöht.

Die Therapie der Spondyloarthritiden unterscheidet sich ein wenig von derjenigen anderer Rheumaerkrankungen, weil zuerst mit entzündungshemmenden Schmerzmitteln wie Ibuprofen oder Celecoxib gearbeitet wird. Erst im zweiten Schritt kommen Medikamente zum Einsatz, die das Immunsystem unterdrücken. Auch hier gilt, dass nicht alle Medikamente wirken, die man beim klassischen Gelenkrheuma einsetzt. Aufgrund der Neigung der Wirbelsäule zur Versteifung spielen Sport, Dehnungsübungen und Krankengymnastik bei der Therapie der Spondyloarthritis eine außerordentlich große Rolle. Die tägliche Gymnastik ist für die Betroffenen so wichtig wie das tägliche Zähneputzen.

Tablettenform gegeben werden. Damit nicht ständig wieder Anfälle auftreten, muss die Ernährung umgestellt werden. Zur Senkung der Harnsäurespiegel kann zusätzlich eine Therapie mit Tabletten sinnvoll sein. Klassischerweise wird dazu Allopurinol eingesetzt.

36

Was ist *Polymyalgia rheumatica*?

Die *Polymyalgia rheumatica* ist eine häufige Form des Rheumas bei älteren Menschen. Frauen sind öfter betroffen als Männer. Typisches Symptom ist eine ausgeprägte Steifigkeit des Schulter- und manchmal auch des Beckengürtels. Auch Schmerzen können in diesen Bereichen auftreten. Manche Patientinnen und Patienten sind depressiv oder verlieren an Gewicht. Die Beschwerden sind morgens am schlimmsten und bessern sich im Tagesverlauf. Rheumaantikörper können bei dieser Form des Rheumas im Blut nicht nachgewiesen werden, allerdings zeigen sich nahezu immer erhöhte Entzündungswerte. Die Erkrankung lässt sich sehr gut mit relativ niedrig dosiertem Kortison behandeln. Bei älteren Patientinnen und Patienten kann es manchmal erst im Verlauf gelingen, eine *Polymyalgia rheumatica* von einem klassischen Gelenkrheuma zu unterscheiden.

Fallbeispiel

Eine 85-jährige Patientin bemerkte eine plötzlich aufgetretene Steifigkeit im ganzen Körper mit Betonung der Arme und zunehmende Schmerzen in den Schultern und Handgelenken. Obwohl sie eigentlich noch fit war und allein lebte, kam sie plötzlich kaum mehr im Alltag zurecht. Morgens konnte sie ohne Hilfe nicht mehr aus dem Bett aufstehen. Gegen Abend besserten sich die Beschwerden. Sie nahm binnen zwei Wochen 3 kg ab. Die Hausärztin stellte erhöhte Entzündungswerte im Blut fest. Es wurden eine Ultraschalluntersuchung des Bauches und ein Röntgenbild des Brustkorbs veranlasst, um eine Krebserkrankung nicht zu übersehen. Als sich dabei nichts zeigte, wurde die Diagnose einer *Polymyalgia rheumatica* gestellt. Die Patientin erhielt 25 mg Prednisolon als Tablette. Bereits am nächsten Tag besserten sich die Beschwerden schlagartig, und die Patientin konnte problemlos aufstehen. Über die nächsten zwölf Wochen wurde das Prednisolon langsam auf 5 mg reduziert. Diese Dosis behielt die Patientin zwei Jahre bei, bis das Kortison langsam abgesetzt werden konnte. Die Beschwerden traten danach nicht wieder auf.

37

Was ist Arthrose?

Arthrose ist eine Verschleißerkrankung der Gelenke. Durch Fehlbelastung, Übergewicht, Fehlernährung und nicht zuletzt erbliche Belastung nutzen sich die Gelenke ab. Die Knorpelschicht wird aufgebraucht, irgendwann reibt Knochen auf Knochen. Es entsteht eine unterschwellige Entzündung, die die Beschwerden zusätzlich verstärkt. Ein durch eine Verletzung vorgeschädigtes Gelenk (zum Beispiel Knieschaden durch Fußballunfall mit zwanzig Jahren) neigt besonders dazu, frühzeitig an Arthrose zu erkranken. Häufig betroffen sind Knie, Schultern und Hüften. Gerade ältere Frauen neigen oft stark zur Arthrose der Fingergelenke. Jeder von uns wird

Arthrose bekommen, wenn wir nur alt genug werden. Leider gibt es außer Schmerzmitteln keine medikamentöse Therapie, die gegen Arthrose hilft.

Was kann ich gegen Arthrose tun?

Die Gelenke sollten nicht ruhiggestellt werden, da das die Beschwerden langfristig eher verstärkt. Bewegung und Muskelaufbau schützen unsere Gelenke bei Arthrose. Übergewicht sollte reduziert werden. Man kann versuchen, sich antientzündlich zu ernähren, analog zu den Hinweisen weiter hinten in diesem Buch (siehe Kapitel 8). Möglicherweise haben Chondroitin und Glucosamin als Nahrungsergänzung einen positiven Effekt. Manchen Menschen hilft Wärme. Ist ein Gelenk sehr stark zerstört, kann oft nur noch ein Gelenkersatz Linderung bringen. Künstliche Knie, Hüften und zunehmend auch Schultern und Sprunggelenke werden Arthrosepatienten in Deutschland mittlerweile routinemäßig eingesetzt.

Hängen Karpaltunnelsyndrom und Rheuma zusammen?

Die Sehnen und Bänder an der Innenseite unserer Handgelenke bilden einen Tunnel, durch den der Nerv zieht, der die ersten drei Finger der Hand versorgt. Der Nerv heißt *Nervus medianus*. Dieser Tunnel kann sich verengen, der Nerv wird gequetscht und es entstehen Schmerzen, Taubheit oder unangenehme Kribbelgefühle im Bereich der ersten drei Finger (Daumen, Zeigefinger und Mittelfinger) der Hand. Man spricht dann vom Karpaltunnelsyndrom. Durch Gelenkrheuma können die Strukturen, die den Tunnel bilden, anschwellen und ein Karpaltunnelsyndrom auslösen oder verschlimmern. Nicht selten ist ein Karpaltunnelsyndrom sogar das erste Symptom von Rheuma. Ich rate den betroffenen Patientinnen und Patienten meistens, zunächst das Rheuma zu behandeln, bevor der Karpaltunnel operiert wird, weil das nach einer guten Rheumatherapie oft gar nicht mehr nötig ist. Natürlich kann ein Karpaltunnelsyndrom aber auch ganz ohne Rheuma entstehen und muss dann unabhängig davon behandelt werden.

40 Mir tut der ganze Körper weh. Kann das auch Rheuma sein?

Schmerzen sind, wie schon weiter oben beschrieben, etwas extrem Subjektives. Manchen Patientinnen und Patienten tut der ganze Arm weh, wenn die Schulter entzündet ist. Leider ist es auch so, dass Schmerzen sich verselbstständigen und ausbreiten können. Ich erkläre es gern am Beispiel von Bluthochdruck: Unser Blutdruck erhöht sich in Stresssituationen, damit wir vor einem uns durch die afrikanische Steppe jagenden Löwen weglaufen können. Wenn die Gefahr vorbei ist, sinkt der Blutdruck wieder. Bei manchen Menschen funktioniert das aber nicht und der Blutdruck bleibt ständig hoch. So ist das auch mit Schmerzen: Manche Menschen haben immer Schmerzen, auch wenn gerade kein Auslöser da ist. Rheuma kann so eine Schmerzkrankheit auslösen.

41 Was ist Fibromyalgie?

Fibromyalgie ist eine chronische Schmerzkrankheit. Sie kann sich durch Rheuma entwickeln – dann spricht man von sekundärer Fibromyalgie. Sie kann jedoch auch eine eigenständige Erkrankung bei Patientinnen und Patienten sein, die gar kein Rheuma haben. Klassischerweise haben die Betroffenen Schmerzen an achtzehn über den Körper verteilten Druckpunkten. Oft beeinträchtigt die Patienten eine zusätzliche psychische Erkrankung wie eine Depression oder Angststörung, viele schlafen schlecht. Frauen sind erheblich häufiger betroffen als Männer. Die Fibromyalgie an sich hat mit dem Immunsystem nichts zu tun, weswegen Rheumamedikamente auch nicht gegen die Schmerzen helfen.

Wie kann man Fibromyalgie behandeln?

Die gute Nachricht ist, dass durch die Fibromyalgie kein Schaden am Körper entsteht, also nicht mit einer zunehmenden Behinderung gerechnet werden muss. Die schlechte Nachricht ist, dass Medikamente nur wenig gegen die quälenden Schmerzen helfen. Einige Psychopharmaka haben einen geringen Effekt. Am besten helfen den Patienten Bewegung und Entspannung. Wenn eine psychische Erkrankung vorliegt, kann Verhaltenstherapie sinnvoll sein.

Kann meine Müdigkeit vom Rheuma kommen?

Ständige Müdigkeit und mangelnde Leistungsfähigkeit, die sich durch Ausschlafen nicht beheben lassen, werden auch als Fatigue bezeichnet. Fatigue ist nicht identisch mit einer Depression. Ein großer Teil der Rheumapatienten leidet an Fatigue. Leider besteht diese häufig auch dann noch fort, wenn die Gelenkentzündung eigentlich gut behandelt ist. Die Leistungsfähigkeit kann so stark eingeschränkt sein, dass an Arbeiten nicht zu denken ist. Anders als bei einem gebrochenen Arm sieht man den Patientinnen und Patienten nichts an, daher fühlen sich viele Betroffene unverstanden. Fatigue ist schwer zu messen und schwer zu behandeln, insbesondere dann, wenn sie auch fortbesteht, obwohl keine Entzündung mehr nachzuweisen ist. Obwohl es einige Überwindung kostet, sind Sport und Bewegung die beste Therapie. Bewegung hilft noch besser, wenn sie an der frischen Luft oder in der Gruppe stattfindet. Auch Achtsamkeit und Meditation können sinnvoll sein. An manchen Tagen wird es aber einfach so sein, dass die Patienten nicht viel schaffen, und das muss man dann auch akzeptieren.

44 Was ist Osteoporose?

Osteoporose ist der Fachausdruck für Knochenschwund. Knochenschwund ist ähnlich wie Arthrose eine Volkskrankheit unserer alternden Gesellschaft. Er entsteht durch ein Ungleichgewicht zwischen Knochenaufbau und Knochenabbau. Risikofaktoren sind unter anderem hohes Alter, weibliches Geschlecht (insbesondere nach der Menopause), Rauchen, Untergewicht, Bewegungsmangel, Mangel an Vitamin D und bestimmte Medikamente, vor allem Kortison und Magensäurehemmer. Wegen der Schwäche des Knochens bricht er schneller. Bereits ein Sturz aus Standhöhe kann bei Osteoporose zum Bruch der Hüfte, des Beckens oder des Unterarms führen. Im Extremfall brechen die Knochen sogar ohne Verletzungsereignis. Besonders häufig geschieht dies an den Wirbelkörpern, was zur Ausbildung eines Rundrückens (»Witwenbuckel«), zum Schrumpfen und zu chronischen Rückenschmerzen führen kann. Wenn Knochenschwund diagnostiziert wird, sollte untersucht werden, ob eine andere Erkrankung zugrunde liegt. Dies kann zum Beispiel eine Schilddrüsenüberfunktion oder eine Funktionsstörung der Nebenschilddrüsen sein. Auch Medikamente, die jetzt oder früher eingenommen wurden, müssen hinterfragt werden.

45 Was ist Sarkopenie bzw. Muskelschwund?

Nicht nur unsere Knochen werden im Alter porös, sondern unsere Muskeln lassen ebenfalls nach. Auch ein Mangel an Bewegung sowie Untergewicht und Eiweißmangel führen zu Muskelschwund – die Muskeln verlieren an Kraft und an Umfang. Daraus resultieren eine Fehlhaltung des Rückens sowie des Beckens und eine Neigung zu Stürzen. Aufgrund der geringeren Dicke der Muskeln sind die Knochen im Falle eines Sturzes schlechter vor Verletzungen geschützt. Muskel- und Knochenschwund treten oft gemeinsam auf und sind eine besonders ungünstige Kombination. Um Muskelschwund entgegenzuwirken, sollte auf eine ausreichende

Fallbeispiel

Eine 52-jährige Frau stellte sich beim Osteologen vor. Zuvor hatte sie plötzlich starke Rückenschmerzen auf Höhe der Brustwirbelsäule entwickelt. Es wurden ein Röntgenbild und ein MRT gemacht, die eine frische und zwei alte Wirbelkörperfrakturen zeigten. Die Knochendichte war für das relativ junge Alter ungewöhnlich massiv verringert. Bei der Untersuchung fiel dem Osteologen auf, dass die Patientin untergewichtig war und nervös wirkte. Sie schwitzte leicht. Die Patientin fühlte sich gesund und konnte das Untergewicht nicht nachvollziehen. Es wurden Blutuntersuchungen veranlasst. Dabei fiel eine deutliche Schilddrüsenüberfunktion auf, die das Untergewicht, die Nervosität, die Schweißneigung und auch den Knochenschwund erklären konnte. Neben einer medikamentösen Therapie des Knochenschwunds wurde auch eine Therapie der Schilddrüsenüberfunktion eingeleitet, sodass die Knochendichte sich wieder etwas bessern konnte.

und eiweißreiche Ernährung geachtet werden. Es ist außerdem von enormer Wichtigkeit, die Muskeln durch eine Mischung aus angepasstem Kraft- und Ausdauertraining zu trainieren. Die Einnahme von Kortison schadet den Muskeln und führt zu einem Umbau in Fettgewebe.

Wie hängen Rheuma und Osteoporose zusammen?

Beide Erkrankungen hängen eng miteinander zusammen: Durch Schmerzen und eingeschränkte Gelenkfunktion bewegen sich Rheumatiker weniger, was Osteoporose befördert. Die chronische Entzündung des Rheumapatienten verstärkt ebenfalls den Knochenschwund. Zu guter Letzt werden Rheumapatientinnen und -patienten oft mit Kortison behandelt, was zusätzlich zu Knochenschwund führt.

RHEUMA: DIAGNOSE

5

Zwischen dem Beginn der Beschwerden und der Diagnose Rheuma vergeht meistens einige Zeit. Die Patienten warten vielleicht zunächst ab, wenden sich an den Hausarzt oder eine Orthopädin und erst im Verlauf an einen Rheumatologen, bei dem vielleicht nicht gleich ein Termin zu haben ist. In den vergangenen Jahren ist diese Zeit zwischen dem Beginn der Beschwerden und der Diagnosestellung in Deutschland immer kürzer geworden. Das ist auch gut so, weil die Rheumatherapie besonders dann erfolgversprechend ist, wenn sie frühzeitig begonnen wird. Als ideal gilt ein Beginn der Therapie in den ersten drei Monaten ab Beschwerdebeginn.

Um ein klassisches Gelenkrheuma zu diagnostizieren, muss der Arzt diverse Teile zu einem Puzzle zusammenfügen. Besonders wichtig ist die Erhebung der Krankengeschichte: Welche Symptome bestehen ganz genau und seit wann? Gibt es mögliche auslösende Faktoren? Anschließend muss eine ausführliche körperliche Untersuchung erfolgen. Dabei werden die Gelenke, die Haut, die Wirbelsäule und auch orientierend die inneren Organe, insbesondere Herz und Lunge, untersucht. Die Rheumatologin wird in aller Regel ein ausführliches Labor veranlassen, das weitere Hinweise zur Diagnosestellung liefert. Häufig sind bei Erstdiagnose auch sogenannte bildgebende Verfahren notwendig, also beispielsweise Röntgen, MRT oder Ultraschall.

Bei Gelenkbeschwerden muss zwischen Allgemeinerkrankungen (zum Beispiel einer sich durch Gelenkbeschwerden äußernden Krebserkrankung), Verschleißerkrankungen (vor allem Arthrose) und entzündlichen Erkrankungen unterschieden werden. Liegt eine entzündliche Erkrankung vor, müssen Infektionen von rheumatischen Entzündungen unterschieden werden. Im Falle einer rheumatischen Entzündung muss dann ermittelt werden, welche Rheumaerkrankung genau vorliegt.

Neben der eigentlichen Diagnose des Gelenkrheumas ist es wichtig, den allgemeinen Gesundheitszustand des Patienten bzw. der Patientin zu erfassen. Erkrankungen von Herz, Lunge oder Niere können die Verträglichkeit von Rheumamedikamenten einschränken, auch mögliche chronische Infektionen müssen beachtet werden. Idealerweise wird der Impfstatus erfasst und ggf. vervollständigt. Ebenfalls wichtig ist die Erfassung des Risikos für Herz- und Gefäßerkrankungen, da Rheuma das Risiko für Herzinfarkt und Schlaganfall erhöht. Dieses Risiko kann durch die Rheumatherapie, aber auch durch die Therapie eines eventuell vorhandenen Bluthochdrucks, einer Zuckerkrankheit oder einer Fettstoffwechselstörung gebessert werden.

47 Was kann ich selbst zu einer richtigen Diagnose beitragen?

Es ist wichtig, dass Patientinnen und Patienten nicht alle Verantwortung an den Arzt abgeben. Viele Patienten gehen nicht zu allen Terminen, kommen zu spät, vergessen Unterlagen von vorherigen Untersuchungen oder gehen davon aus, dass die Ärztin aus Krankenhaus X die Unterlagen von Arztpraxis Y einsehen kann. Das ist leider nicht so! Damit der kostbare Termin beim Rheumatologen zum Erfolg wird, sollten Patientinnen und Patienten idealerweise alle Ergebnisse bildgebender Untersuchungen und alle Laborwerte zum Termin mitbringen. Bei den bildgebenden Verfahren werden der Befund des Radiologen und das Bild auf eine CD gebrannt benötigt. Ein weiterer häufiger Fehler ist die Einnahme von hoch dosiertem Kortison vor dem Termin beim Rheumatologen. Patienten kommen dann beschwerdefrei und glücklich in das Arztzimmer und berichten, dass es ihnen vor einer Woche ohne das Kortison noch sehr schlecht gegangen sei. Der Rheumatologe kann nun aber nichts sehen, weil das Kortison die Erkrankung kurzfristig behandelt hat. Alles, was der Rheumatologe dann tun kann, ist, das Kortison wieder abzusetzen (ggf. langsam) und einen neuen Termin zu geben – die Vorstellung war umsonst. Im Zeitalter des Smartphones ist es eine gute Idee, Fotos von geschwollenen Gelenken

Fallbeispiel

Ein 67-jähriger Mann stellte sich mit Schmerzen in den Fingergrund- und -mittelgelenken vor, die ihn seit sechs Wochen beeinträchtigten. Morgens waren die Beschwerden besonders ausgeprägt. Er hatte keine weiteren Symptome bemerkt. Der Hausarzt hatte ihm bereits 30 mg Prednisolon (ein Kortisonpräparat) gegeben, das er seit drei Wochen täglich eingenommen hatte. Darunter war er nun nahezu beschwerdefrei. In der körperlichen Untersuchung stellten sich zwei vollkommen unauffällige Hände dar. Auch im Gelenkultraschall ließ sich keine Entzündung nachweisen. Im Blut waren keine Entzündungszeichen und auch keine Rheumaantikörper zu finden. Der Patient war etwas ungehalten, als ihm die Rheumatologin erklärte, dass es unmöglich sei, eine Diagnose zu stellen. Stattdessen musste er das Prednisolon über zwei Wochen auf 5 mg reduzieren und bekam anschließend einen Termin zur MRT der Hand. In der MRT gelang dann tatsächlich der Nachweis einer geringgradigen, aber eindeutigen Entzündung der Fingergelenke und einiger Sehnen. Es wurde die Diagnose einer frühen, seronegativen Rheumatoiden Arthritis gestellt. Unter einer Therapie mit MTX (siehe Frage 70) wurde er beschwerdefrei und brauchte kein Prednisolon mehr einzunehmen.

oder Hauterscheinungen zu machen. So kann der Arzt diese auch beurteilen, wenn sie sich just am Vorstellungstermin nicht zeigen wollen.

48 Wann muss ich zum Arzt?

Bei neuartigen Gelenkbeschwerden, die unabhängig von einer Verletzung oder Überlastung aufgetreten sind, muss an Rheuma gedacht werden. Wenn die Beschwerden nicht binnen weniger Wochen von selbst verschwinden, ist der Gang zum Arzt sinnvoll.

Wenn Morgensteifigkeit oder Allgemeinsymptome wie erhöhte Temperatur, Abgeschlagenheit oder Nachtschweiß hinzukommen, sollte ebenfalls ein Arzt aufgesucht werden. Die erste Anlaufstelle ist immer die Hausärztin. Diese kann beurteilen, ob Rheuma wahrscheinlich ist oder eher ein orthopädisches Problem vorliegt oder aber eine ganz andere Erkrankung. Außerdem kann sie eine erste orientierende Blutuntersuchung machen.

49 Wann ist es sinnvoll, zur Orthopädin zu gehen, und wann zum Rheumatologen?

Viele Patientinnen und Patienten gehen mit Gelenkbeschwerden zunächst zum Orthopäden, und das ist natürlich auch nicht falsch. Orthopäden sind allerdings chirurgisch ausgebildete Ärzte, die vor allem auf Strukturschäden von Gelenken spezialisiert sind und nicht auf entzündliche Gelenkerkrankungen. Der Orthopäde ist Spezialist für Arthrosen und Gelenkschäden wie beispielsweise eine Meniskusverletzung am Knie. Wenn der Orthopäde eine solche Erkrankung nicht finden kann und die Beschwerden dennoch fortbestehen, ist der Gang zur Rheumatologin sinnvoll. Wenn viele kleine Gelenke an den Händen Beschwerden machen, Morgensteifigkeit oder Allgemeinsymptome bestehen, sollte von Anfang an eher der Rheumatologe aufgesucht werden.

50 Was untersucht die Ärztin bei Verdacht auf Rheuma im Blut?

Rheumatologen sind Internisten, also Spezialisten für die inneren Organe und die Therapie mit Medikamenten. Daher werden beim Rheumatologen Leber- und Nierenwerte sowie das Blutbild, also die Blutkörperchen, untersucht. Wichtig ist die Bestimmung der Entzündungswerte, das sind das C-reaktive Protein (CRP) und die Blutsenkungsgeschwindigkeit (BSG). Die meisten unbehandelten

Rheumapatienten haben erhöhte Entzündungswerte im Blut, was ein wichtiger Hinweis sein kann. Selten kann es allerdings vorkommen, dass die Gelenke entzündet sind, ohne dass sich das im Blut zeigt. Wenn der Verdacht auf Rheuma besteht, werden im Blut zusätzlich bestimmte Antikörper untersucht. Konkret sind das der Rheumafaktor und die Antikörper gegen zyklische citrullinierte Peptide (CCP-Antikörper). Häufig werden auch antinukleäre Antikörper (ANA) und weitere Antikörper bestimmt, um festzustellen, welche Rheumaerkrankung ganz genau vorliegt. Zum Ausschluss von Nierenerkrankungen oder Blasenentzündungen kann es sinnvoll sein, zusätzlich eine Urinprobe zu untersuchen. Das gilt insbesondere dann, wenn die Nierenwerte im Blut auffällig sind.

51 Was sind Rheumafaktoren?

Rheumafaktoren sind im Blut vorkommende Antikörper, die sich gegen andere körpereigene Antikörper richten. Sie kommen bei 5 bis 15 % der Gesunden vor, besonders häufig bei älteren Frauen. Bei Gesunden ist der Wert meistens nur gering erhöht. Sie können ein Hinweis auf Rheuma sein, weil ca. 50 % der Rheumapatientinnen und -patienten einen positiven Rheumafaktor haben. Wenn der Rheumafaktor besonders hoch ist, ist das zumindest verdächtig auf das Vorliegen einer Rheumaerkrankung. Weitere wichtige Antikörper bei Gelenkrheuma sind CCP-Antikörper, die ebenfalls im Blut gefunden werden können. Sie wurden etwas später entdeckt als der Rheumafaktor und sind nicht ganz so bekannt. Anders als klassische Rheumafaktoren kommen CCP-Antikörper selten bei Gesunden vor, sondern sprechen in 90 % der Fälle für das Vorliegen von Rheuma. CCP-Antikörper sind bis zu zehn Jahre vor Beginn der Symptome bei Rheumapatienten nachweisbar.

Kann ich Rheuma haben, obwohl meine Hausärztin in meinem Blut keine Anzeichen dafür gefunden hat?

Wenn man hohe Werte für Rheumafaktoren und CCP-Antikörper im Blut findet, ist Rheuma sehr wahrscheinlich. Wenn man beides nicht findet, ist Rheuma aber nicht ausgeschlossen. Bis zu 50 % aller Rheumapatientinnen und -patienten haben keine Antikörper im Blut. Man spricht dann in der Fachsprache von seronegativer Rheumatoider Arthritis. Der zweite Hinweis im Blut sind erhöhte Entzündungswerte. Wenn diese negativ sind, ist Rheuma tatsächlich unwahrscheinlich. Man sieht jedoch immer mal wieder Patientinnen und Patienten mit eindeutiger rheumatischer Gelenkentzündung, deren Blutentzündungswerte negativ sind. Bei starkem Verdacht lohnt es sich, mithilfe bildgebender Verfahren nach einer Gelenkentzündung zu suchen, auch wenn man im Blut keine Hinweise findet.

Wann muss ein Gelenk punktiert werden und was bringt das?

In geübten Händen ist eine Gelenkpunktion nicht schlimmer als das Legen einer Infusionsnadel. Mit einer Nadel kann man dem Gelenk Flüssigkeit entnehmen und diese untersuchen. Dadurch lässt sich eine Gichterkrankung von Rheuma unterscheiden, weil bei der Gicht Harnsäurekristalle im Gelenk zu finden sind. Besonders wichtig kann es sein, eine Gelenkinfektion auszuschließen, wenn es Hinweise in diese Richtung gibt. Das ist bei starker Rötung eines Gelenks der Fall, wenn dieses Gelenk kürzlich schon einmal punktiert wurde, bei Fieber oder wenn das Immunsystem des Patienten geschwächt ist, zum Beispiel durch Dialyse oder Kortisoneinnahme in hohen Dosen. Die Untersuchung der Gelenkflüssigkeit kann auch helfen, zwischen einer Verschleißerkrankung (Arthrose) und einer rheumatischen Entzündung zu unterscheiden.

54 Ist es sinnvoll, Röntgenbilder zu machen?

Röntgenbilder sind geeignet, um Knochen und Schäden am Knochen darzustellen. Zu Beginn einer Rheumaerkrankung hat das Rheuma den Knochen noch nicht geschädigt, sodass man im Röntgenbild keine Auffälligkeiten sieht. Ein Röntgenbild kann dennoch sinnvoll sein, um eine Arthrose oder einen Knochenbruch (zum Beispiel einen Ermüdungsbruch am Mittelfuß) auszuschließen. Im Verlauf kann das Rheuma den Knochen regelrecht anfressen und zu Löchern an typischer Stelle im Bereich des Gelenks führen, die man Erosionen nennt. Mit modernen Therapien passiert das bei den meisten Patientinnen und Patienten aber nicht mehr. Alle paar Jahre kann man jedoch die Hände und Vorfüße des Rheumatikers röntgen, um nach Erosionen zu suchen und dadurch die Wirksamkeit der Therapie zu überprüfen.

55 Was kann man in der MRT sehen?

Magnetresonanztomografen erstellen Schnittbilder, auf denen man Knochen und Weichteile sowie Organe erkennen kann. Sie können Gelenke, Sehnen, Muskeln und Knochen darstellen. Anders als bei Röntgenbildern sieht man auf einem MRT-Bild Flüssigkeitsansammlungen im Bereich der Gelenke und Sehnen, die Entzündungsvorgängen entsprechen können. Daher ist die MRT zur Frühdiagnose von Rheuma sowie zur Beurteilung der Entzündungsaktivität im Verlauf geeignet. Besonders gut gelingt das, wenn MRT-Kontrastmittel eingesetzt wird. Auch an der Wirbelsäule und im Bereich des Kreuz-Darmbein-Gelenks kann bei Wirbelsäulenrheuma mit dem MRT die Entzündung nachgewiesen werden. Neben der Entzündung können auch Schäden im Bereich der Weichteile wie eine gerissene Sehne, eine vorgewölbte Bandscheibe oder ein verletzter Meniskus dargestellt werden. Die Darstellung der Knochen ist hingegen derjenigen im Röntgenbild und vor allem in der Computertomografie (CT) in manchen Aspekten unterlegen.

Ich habe Platzangst. Gibt es Alternativen zur MRT?

Aus technischen Gründen sind die Röhren von MRT-Geräten sehr eng und dunkel. Bei der Aufnahme entstehen laute, wummernde Geräusche. Obwohl es im MRT vollkommen sicher ist und im Gegensatz zur CT auch keine schädliche Strahlung im Spiel ist, fühlen sich viele Menschen dabei unwohl oder haben im MRT sogar regelrechte Panikattacken. Manchmal kann eine Beruhigungstablette helfen, die Untersuchung durchzustehen. Manche brauchen jedoch eine Vollnarkose, weil es anders einfach nicht geht. Dies ist nicht immer möglich und auch nicht immer angemessen, weil Narkosen natürlich ihre eigenen Risiken mit sich bringen. Im Bereich der gut zugänglichen Gelenke und Sehnen, zum Beispiel an der Hand, kann stattdessen eine Ultraschalluntersuchung gemacht werden. Der Ultraschall ist aber in der Beurteilung der Strukturen nie so gut wie die MRT. Beim Knie kann man stattdessen eine Gelenkspiegelung machen, die natürlich viel aufwendiger und risikoreicher ist. Für manche Fragestellungen, zum Beispiel im Bereich der Wirbelsäule, stehen leider keine Alternativen zur Verfügung.

Ist ein Gelenkultraschall sinnvoll?

Der Ultraschall hat gegenüber der MRT den Vorteil der sofortigen Verfügbarkeit und der geringen Kosten. Binnen weniger Minuten kann in der Sprechstunde oder auf Station mit Ultraschall überprüft werden, ob Flüssigkeitsansammlungen oder Mehrdurchblutung als Hinweise auf eine Entzündung von Sehnen und Gelenken vorhanden sind. Damit kann oft schnell entschieden werden, ob Patienten Rheuma haben bzw. ob das Rheuma aktiv ist. Vor einer diagnostischen Gelenkpunktion wird mit dem Ultraschall überprüft, ob überhaupt genug Flüssigkeit im Gelenk vorhanden ist. In der Darstellung des Knochens ist der Ultraschall der MRT und röntgengestützten Verfahren aber unterlegen. Viele Bereiche des Körpers sind dem Ultraschall nicht zugänglich, weil zu viel Gewebe im Weg ist.

Fallbeispiel

Eine 55-jährige Patientin litt seit acht Jahren an Rheuma. Die Diagnose konnte durch den Nachweis von CCP-Antikörpern untermauert werden. Sie wurde im Laufe der Jahre mit MTX und mehreren Biologika medikamentös behandelt. Zuletzt hatte sie nur noch Beschwerden in beiden Vorfüßen, die jedoch so stark waren, dass sie deswegen ihre Rheumatologin als Notfall aufsuchte. Im Labor konnten keine erhöhten Entzündungswerte nachgewiesen werden. Es wurde eine MRT des linken Vorfußes gemacht, wobei sich keine entzündlichen Veränderungen zeigten. In der körperlichen Untersuchung fiel im Stehen auf, dass das Fußgewölbe abgeflacht war und die Zehen auseinandergedrückt wurden (Senk-Spreizfüße). Die Patientin wog 96 kg bei 1,65 m. Die Kombination aus dem erheblichen Übergewicht und einer Schwäche der Bänder des Fußes durch erbliche Veranlagung und durch das Rheuma resultierte in dieser Störung der Architektur des Fußes. Dadurch konnte das Gewicht beim Laufen und Stehen nicht mehr richtig im Fuß aufgenommen werden und die Patientin entwickelte Vorfußschmerzen. Die einzig möglichen Therapien waren Schmerzmittel, orthopädische Einlagen und Gewichtsreduktion.

58 Was ist eine Skelettszintigrafie?

Bei der Skelettszintigrafie wird ein radioaktiver Stoff in die Vene gespritzt, der sich im Knochen vor allem dort anreichert, wo der Knochenstoffwechsel besonders aktiv ist. Anschließend wird die Radioaktivität mit einer Ganzkörperkamera aufgenommen. So entsteht ein unscharfes Bild des Skeletts, bei dem stoffwechselaktive Bereiche dunkler sind als stoffwechselarme. Erhöhter Knochenstoffwechsel kann viele Ursachen haben: Neben einer Entzündung, zum Beispiel bei Rheuma, kommen aktivierte Arthrosen, Metastasen, Brüche, Infektionen oder Lockerungen künstlicher Gelenke als Ursachen infrage. Diese Unterscheidung ist im Einzelfall nur durch weitere bildgebende Verfahren zu treffen. Der Vorteil einer Szintigrafie ist die Darstellung des gesamten Skeletts und aller Gelenke. Nachteile sind neben der im Einzelfall unklaren Ursache einer Erhöhung des Knochenstoffwechsels die geringe Ortsauflösung und die fehlende Darstellung der Gelenk-, Sehnen- und Knochenstrukturen. Aufgrund der involvierten Radioaktivität ist außerdem eine gewisse Strahlenbelastung gegeben.

50 Wie kann man die Rheumaaktivität messen?

In die Beurteilung der Aktivität des Rheumas gehen die subjektiven Beschwerden des Patienten vor allem in Form von Schmerzen, Steifigkeit und Fatigue ein. Zusätzlich beurteilt der Arzt die Anzahl der geschwollenen und druckschmerzhaften Gelenke. Gemessen wird zudem die Entzündung im Blut mittels CRP und BSG.

Weil alle diese Parameter gemeinsam zu unübersichtlich sind, wurden Scores entwickelt, die einige dieser Faktoren miteinander verrechnen und dabei eine Zahl ergeben, die man dann als Aktivitätsparameter heranziehen kann. Der bekannteste Score für Gelenkrheuma ist der Disease Activity Score mit 28 Gelenken (DAS28). Ein DAS28 unter 2,6 zeigt eine Remission an, bedeutet also die Inaktivität des Rheumas. Ein DAS28 unter 3,2 gilt als Hinweis auf eine geringe Krankheitsaktivität, Werte darüber gelten als hinweisend auf eine mittlere bzw. hohe Aktivität. Der DAS28 ist ein praktisches Instrument, er spiegelt jedoch nicht die ganze Wahrheit wider, da nicht alle Gelenke in den Score einfließen. So kann ein Patient einen niedrigen DAS28 haben, aber dennoch eine schwere Entzündung diverser Zehengelenke, und ist damit sicher nicht in Remission. Auch die in den Score einfließende Selbsteinschätzung der Krankheitsaktivität durch den Patienten unterliegt naturgemäß subjektiven Einflüssen. Geschwollene Gelenke können bei Übergewicht nicht gut beurteilt werden. Letztlich ersetzen Scores also nie das Gespräch und die ärztliche Untersuchung.

RHEUMA: MEDIKAMENTÖSE UND ORTHOPÄDISCHE THERAPIE

6

Noch vor zwanzig bis dreißig Jahren waren die Ziele der Rheumatherapie die Verlangsamung der Gelenkzerstörung und die Linderung der chronischen Schmerzen. Kortison spielte eine große Rolle in der Therapie. Die wenigen anderen Medikamente, die zur Verfügung standen, waren oft schlecht verträglich. Die Patientinnen und Patienten waren viel im Krankenhaus und in Reha-Kliniken. Rheumaorthopäden hatten Hochkonjunktur, um die vielen zerstörten Gelenke zu ersetzen, zu versteifen oder anderweitig zu operieren. Rheumapatientinnen und -patienten starben durchschnittlich zehn Jahre früher als Menschen ohne Rheuma.

Das alles hat sich zum Glück geändert. Seit den frühen 2000er-Jahren verfügen wir über einen ganzen Werkzeugkasten wirksamer und verträglicher Medikamente, sodass heutzutage das Ziel der Therapie die Remission ist, also die Inaktivität der Erkrankung. Die meisten Patientinnen und Patienten müssen keine zerstörten Gelenke mehr hinnehmen, die Lebenserwartung nähert sich derjenigen von Menschen ohne Rheuma an. Ich gehe in diesem Kapitel auf alle gängigen Medikamente ein, weswegen dieses Kapitel im Buch am längsten ist. Sie können gezielt die Fragen zu den Medikamenten nachlesen, die Sie interessieren, und die anderen überspringen. Ich werde im Text stets Wirkstoffnamen verwenden. Da viele Patienten nur die Markennamen ihrer Präparate kennen, finden Sie am Ende des Kapitels Tabellen (siehe Seite 91 bis 93) mit allen Wirkstoffnamen und deren Markennamen zum Zeitpunkt des Druckes dieses Buches.

Die Erfolge in der Rheumatherapie sind mittlerweile so gut, dass die Erkrankung ihren Schrecken verliert. Als junge Ärztin habe ich mich manchmal gefragt, ob die Therapien nicht viel zu teuer sind, weil die Patientinnen und Patienten gar nicht so eingeschränkt waren. Mit der Zeit habe ich aber Patienten kennengelernt, deren Rheuma in den 1980er- oder 1990er-Jahren begonnen hatte und die schwer eingeschränkt und teilweise im täglichen Leben auf Pflege angewiesen waren. Ältere Rheumatologen haben mir berichtet, dass solche Verläufe früher an der Tagesordnung waren. So habe ich begriffen, dass unsere Therapien keineswegs zu teuer oder zu aggressiv sind. Wir ermöglichen den Betroffenen im Gegenteil eine erheblich verbesserte Lebensqualität und sogar ein längeres Leben. Es gibt wissenschaftliche Untersuchungen, die zeigen konnten, dass sich die Therapien auch finanziell lohnen, weil die Arbeitsfähigkeit der Patientinnen und Patienten erhalten wird und keine teure Pflege notwendig wird.

Es gibt nur etwa 800 internistische Rheumatologen in Deutschland. Diese wenigen Rheumatologen tun sich schwer, allen Patientinnen und Patienten Termine zu geben. Daher müssen einige Aufgaben von den Rheumatologen an die Hausärztinnen delegiert werden. Der Rheumatologe stellt die Patienten auf ihre Rheumamedikamente ein, die Hausärztin muss die dann notwendig werdenden Blutkontrollen durchführen. Idealerweise bringen die Patienten die hausärztlichen Blutwerte zu ihrem nächsten Termin mit. Auch notwendige Impfungen werden regelhaft durch die Hausärzte verabreicht. Viele Rheumatologen messen den Blutdruck oder die Cholesterinwerte der Patienten, delegieren aber die Therapie dieser Erkrankungen ebenfalls an die Hausärzte.

60 Muss Rheuma immer mit Medikamenten behandelt werden?

Die allermeisten Rheumapatientinnen und -patienten brauchen Medikamente, um die Entzündung zu kontrollieren und Spätfolgen zu verhindern. Die Erkrankung hat jedoch einen natürlichen, schubweisen Verlauf, und es sind Episoden mit geringer Aktivität möglich, in denen die Medikamente reduziert oder sogar pausiert werden können. Je früher Rheuma behandelt wird, desto eher sind solche Phasen möglich. Maßnahmen wie Gewichtsreduktion, Sport oder eine Ernährungsumstellung können unterstützend wirken, ersetzen die Medikamente aber in den wenigsten Fällen.

Fallbeispiel

Eine 65-jährige Architektin hatte im Alter von 45 Jahren Rheuma entwickelt. Sie hatte Rheumafaktoren im Blut und schnell erste Veränderungen der Knochen im Röntgenbild. Die Erkrankung verlief sehr aggressiv. Die Frau ging zwar relativ schnell zur Rheumatologin, konnte sich jedoch nicht dazu durchringen, die aus ihrer Sicht viel zu gefährlichen Medikamente zu nehmen, die ihr angeboten wurden. Ihre Gelenke wurden immer weiter zerstört. Die Rheumatologin bekniete sie, sich mit Medikamenten behandeln zu lassen. Sie konzentrierte sich auf ihren Beruf, ging nicht mehr zum Arzt und verdrängte das Rheuma recht erfolgreich. Mit der Zeit konnte sie sich gar nicht mehr allein bewegen und war auf einen Rollstuhl angewiesen. Ihre Ehefrau musste sie pflegen, da sie auch die Zahnbürste nicht mehr halten konnte. Erst zu diesem Zeitpunkt ging sie wieder zum Rheumatologen. Sie hatte kaum mehr ein funktionierendes Gelenk im Körper. Mit MTX (siehe Frage 70) und einem Biologikum (siehe Frage 83) ließ sich das Rheuma problemlos kontrollieren, aber der entstandene Schaden konnte nicht mehr rückgängig gemacht werden.

61 Was kann ich selbst zum Gelingen meiner medikamentösen Therapie beitragen?

Auch hier gilt, dass Sie als Patient nicht alle Verantwortung an den Hausarzt oder die Rheumatologin abgeben sollten. Idealerweise tragen Patienten eine aktuelle Medikamentenliste bei sich, wenn sie die Präparate und Dosierungen nicht ganz genau auswendig wissen. Die Rheumatologin gibt den Patienten in aller Regel Informationsbögen der deutschen Gesellschaft für Rheumatologie zu neuen antirheumatischen Medikamenten. Diese sollten vom Patienten gelesen und befolgt werden. Kümmern Sie sich um Blutwertkontrollen und andere im Merkblatt vorgeschlagene Kontrollen, zum Beispiel von Blutdruck oder Augenhintergrund! Der Rheumatologe kann gebeten werden, in regelmäßigen Abständen einen Bericht zu schreiben, der die bisher eingesetzten Rheumamedikamente und die wichtigsten Untersuchungsergebnisse enthält. Dieser sollte mindestens bei der Hausärztin, bestenfalls auch in den Unterlagen des Patienten abgelegt sein.

62 Was ist Kortison und wie wirkt es?

Kortison ist ein Stresshormon und wird vom Körper selbst gebildet. Ein Mangel an Kortison ist lebensgefährlich. Kortison kann als Tablette oder Spritze gegeben werden und wirkt auf den gesamten Körper. In der Rheumatherapie ist die erwünschte Kortisonwirkung eine Unterdrückung des Immunsystems und damit der Entzündung, die für die Rheumabeschwerden verantwortlich ist. Kein anderes Medikament unterdrückt das Immunsystem so schnell und so vollständig wie hoch dosiertes Kortison. Es gibt verschiedene Arten von Kortisonpräparaten. In der Rheumatologie nehmen die meisten Patientinnen und Patienten Prednisolon. Als relativ unschädliche tägliche Dosis gelten 5 mg Prednisolon, im Schub werden zumeist ca. 30 mg gegeben. Im Notfall, zum Beispiel bei einem allergischen Schock, werden vom Notarzt 250 mg oder noch mehr verabreicht.

63 Welche Nebenwirkungen hat Kortison?

So segensreich und unverzichtbar Kortison im Einzelfall ist, so schädlich kann es leider auch sein. Das Stresshormon hat negative Auswirkungen auf den gesamten Körper: Der Blutzucker steigt, langfristig kann sich Typ-II-Diabetes entwickeln. Auch der Blutdruck steigt an. Der Körper stellt die Erhaltung der Substanz und der Organe ein (im Stress ist dafür keine Zeit), sodass sich Knochenschwund bzw. Osteoporose entwickeln. Muskeln werden in Fett umgewandelt, die Haut wird dünner. Das Gewicht steigt durch

Wassereinlagerungen und Appetitsteigerung. Am Auge entwickeln sich grüner und grauer Star. Eine der relevantesten Nebenwirkungen entsteht durch die Unterdrückung des Immunsystems: Der Körper neigt unter Kortisontherapie zu Infektionen wie Lungenentzündungen, die im Extremfall tödlich enden können. Als Stresshormon hat Kortison psychische Nebenwirkungen und verschlechtert die Schlafqualität. Natürlich entwickeln nicht alle Patientinnen und Patienten all diese Nebenwirkungen – es kommt dabei stark auf die Dosis und die Dauer der Einnahme an.

64 Kann man Rheuma ohne Kortison behandeln?

Kortison bietet die schnellste Möglichkeit, einen Schub zu behandeln. Alle anderen Rheumamedikamente brauchen immer einige Wochen, bis sie wirken. In dieser Zeit hat der Patient starke Beschwerden, wenn kein Kortison eingenommen wird. Viele Patientinnen und Patienten nehmen zudem gern dauerhaft eine niedrige Kortisondosis ein, weil sie sich dann besser fühlen. Moderne Empfehlungen raten allerdings dazu, Kortison nicht dauerhaft zu geben. Es ist Gegenstand von Debatten, ob die dauerhafte Einnahme von niedrig dosiertem Kortison überhaupt Schutz für Knochen und Gelenke bietet. Man kann somit prinzipiell Gelenkrheuma ohne Kortison behandeln, es ist aber nicht unbedingt angenehm für den Patienten.

65 Wann müssen Gelenke gespritzt werden?

Als wir noch weniger wirksame Medikamente zur Verfügung hatten, wurden viele Gelenke mit Kortison gespritzt. Das ist heute seltener geworden. Dennoch kann es sein, dass einzelne Gelenke nicht auf eine ansonsten wirksame Therapie ansprechen; man spricht dann vom »rebellischen Gelenk«. In diesen Fällen ist eine Kortisoninjektion in das Gelenk sinnvoll und erspart den Patienten eventuell die Einnahme von Kortisontabletten. Noch wirksamer als eine Kortisoninjektion in das Gelenk ist eine Radiosynoviorthese, bei der eine radioaktive Substanz in das Gelenk gespritzt wird und das Gelenk sozusagen von innen bestrahlt. Die Entzündung der Gelenkinnenhaut geht dadurch zurück. Radiosynoviorthesen werden vom Nuklearmediziner durchgeführt.

66 Welchen Stellenwert haben Ibuprofen, Diclofenac und ähnliche Schmerzmittel?

Nicht steroidale Antirheumatika (NSAR) wie Ibuprofen oder Diclofenac sind Schmerzmittel mit guter Wirkung bei Knochen- und Gelenkschmerzen. Eine modernere Variante dieser Präparate sind die Coxibe, zum Beispiel Celecoxib. Viele Rheuma- und Arthrosepatienten nehmen diese Mittel gern und häufig. Leider haben sie einige Nebenwirkungen: Sie können den Magen reizen, weswegen oft zusätzlich ein Magensäureblocker eingenommen wird, der wiederum Nebenwirkungen haben kann. Leider schädigen die Schmerzmittel langfristig auch die Nieren und erhöhen das Risiko für Herzinfarkte und Schlaganfälle. Eine schützende Wirkung auf Knochen und Gelenke haben diese Schmerzmittel bei Rheuma nicht.

67 Welche Schmerzmittel gibt es alternativ?

Viele Patientinnen und Patienten mit eingeschränkter Nierenfunktion können keine NSAR nehmen. Manchmal werden sie auch aus anderen Gründen nicht vertragen. Die in Deutschland beliebteste Alternative ist Novaminsulfon, das auch Metamizol genannt wird. Es schadet weder Magen noch Niere. Viele Patientinnen und Patienten empfinden es jedoch als weniger wirksam, es müssen außerdem für die volle Wirkung sehr viele Tabletten oder Tropfen über den Tag verteilt genommen werden. In sehr seltenen Fällen kann Novaminsulfon schwere Blutbildveränderungen auslösen, in vielen Ländern ist es daher verboten. Wenn die Patienten mit Novaminsulfon nicht zurechtkommen, stehen Morphinderivate bzw. Opiate zur Verfügung. Tilidin und Tramadol sind niedrigpotente Opiate, die oft gut vertragen werden. In den sehr seltenen Fällen, in denen auch diese Präparate nicht ausreichen, können starke Opiate verschrieben werden. Alle Opiate können zu Verstopfung, Übelkeit und Schwindel führen und abhängig machen.

68 Wann sind Psychopharmaka sinnvoll?

Bei chronischen Schmerzen kann es sinnvoll sein, ein Antidepressivum in niedriger Dosis einzunehmen. Typischerweise werden zu diesem Zweck Mirtazapin, Amitriptylin oder, seltener, das Antiepileptikum Pregabalin eingesetzt. Sie können den Schlaf verbessern, was wiederum chronische Schmerzen lindert, und wirken sich positiv auf die Schmerzverarbeitung aus.

69 Was ist eine antirheumatische Basistherapie?

Die antirheumatische Basistherapie unterdrückt und moduliert das Immunsystem in einer Weise, die zu einem Rückgang der rheumatischen Entzündung führt. Sie schützt Knochen, Sehnen und Gelenke und reduziert das durch Rheuma erhöhte kardiovaskuläre Risiko. Sie muss kontinuierlich eingenommen werden und baut ihre Wirkung über Wochen bis Monate auf. Eine gut verträgliche und wirksame Basistherapie ist der wichtigste Baustein der Rheumatherapie.

70 Wie funktioniert die Therapie mit MTX?

Die erste Therapie, die den meisten Rheumapatienten empfohlen wird, ist Methotrexat (MTX). Es handelt sich dabei um ein Chemotherapeutikum mit immunmodulatorischen Eigenschaften, das in niedriger Dosis als Basistherapie bei Rheuma eingesetzt wird. Es werden 7,5 bis 25 mg einmal wöchentlich als Spritze unter die Haut oder als Tablette gegeben, wobei die Spritzen wirksamer sind. Am Tag nach der Gabe wird das Vitamin Folsäure eingenommen, wodurch MTX besser verträglich ist. Wir wissen aus jahrzehntelanger Erfahrung, dass MTX Knochen und Gelenke schützt und das Rheuma bei vielen Patienten sehr gut kontrollieren kann.

Welche Nebenwirkungen hat MTX?

Für die meisten Patientinnen und Patienten ist MTX eine gut verträgliche und sichere Therapie. Etwa jeder Vierte entwickelt jedoch Übelkeit, Erbrechen oder Kopfschmerzen im Anschluss an die Einnahme. Selten stellt sich ein leichter Haarausfall ein. Es kann zur Erhöhung der Leberwerte kommen sowie zu Blutbildveränderungen, die im Einzelfall schwerwiegend sein können. Daher müssen in den ersten Wochen nach Therapiebeginn engmaschig diese Blutwerte kontrolliert werden. Zusätzlich müssen die Nierenwerte kontrolliert werden, weil MTX den Nieren zwar nicht schadet, aber bei eingeschränkter Nierenfunktion nicht gegeben werden darf. So wie bei den meisten immunschwächenden Medikamenten geht auch die Einnahme von MTX mit einer geringgradigen Neigung zu Infektionen, vor allem der Atemwege, einher. Es ist absolut essenziell, MTX stets nur einmal in der Woche einzunehmen. Wenn man sich schlecht fühlt, krank ist oder Fieber hat, sollte man es gar nicht nehmen und warten, bis man wieder gesund ist. Leider kommt es immer wieder vor, dass Patientinnen und Patienten ihr MTX täglich nehmen. Meiner Erfahrung nach passiert das eher, wenn MTX als Tablette genommen wird; niemand spritzt sich versehentlich täglich. Durch diese Überdosis kommt es zu Nebenwirkungen wie bei einer richtigen Chemotherapie: Die Schleimhäute entzünden sich, das Blutbild bricht ein und es können schwere Infektionen entstehen. Dieser Zustand ist lebensgefährlich!

Fallbeispiel

Eine 85-jährige, allein lebende Patientin bekam 15 mg MTX als Spritze zur Therapie ihres Rheumas. In den ersten Wochen ging sie regelmäßig zur Blutwertkontrolle, bei der sich keine Auffälligkeiten zeigten. Sie vertrug das Medikament und es zeigte auch eine gute Wirkung gegen das Rheuma. Sie fühlte sich jedoch insgesamt immer schlechter und zeigte Zeichen einer beginnenden Demenz. Sie stellte für drei Wochen das Essen und Trinken weitgehend ein. Nach zwei Wochen entwickelte sich eine Entzündung der Mundschleimhaut, und sie wurde immer schwächer, sodass sie in ein Krankenhaus kam. Dort fiel ein Nierenversagen auf, bedingt durch die geringe Flüssigkeitsaufnahme. Durch das Nierenversagen konnte das MTX nicht mehr ausgeschieden werden und es entwickelte sich eine Vergiftung mit dem Medikament. Das Blutbild war so schlecht, dass die Patientin mehrere Bluttransfusionen benötigte. Sie erhielt zudem Flüssigkeit, Zusatznahrung, Schmerzmittel und Antibiotika. MTX wurde abgesetzt. Nach drei Wochen hatte sie sich vollständig erholt, und die Rheumatherapie wurde auf den TNF-Hemmer Etanercept (siehe Frage 87) umgestellt.

72 Mir wird schon schlecht, wenn ich das MTX nur sehe. Was kann man da tun?

Manche Menschen reagieren mit starker Übelkeit und Erbrechen auf MTX. Die Beschwerden halten ein bis drei Tage nach der Gabe an. Dies kann so schlimm sein, dass schon der Gedanke an die gelbe Flüssigkeit in der Spritze Übelkeit verursacht – wie ein Anisschnaps, von dem man mal zu viel getrunken hat. Man kann versuchen, Medikamente gegen Chemotherapieübelkeit einzusetzen. Es kann außerdem helfen, das Präparat abends zu spritzen, um die schlimmste Übelkeit zu verschlafen. Es gibt dazu sogar erfolgreiche Studien mit Verhaltenstherapie. Letztendlich ist es aber so, dass wir heute in den meisten Fällen Alternativen haben, sodass bei extremer Übelkeit das Medikament meistens abgesetzt werden kann.

73 Was ist eine MTX-Pneumonitis und wie wird sie behandelt?

Eine MTX-Pneumonitis ist ein hochakutes Krankheitsbild mit Husten, Luftnot und Fieber. Im CT der Lunge sieht man typische Veränderungen des Lungengewebes, die denjenigen bei einer schweren Viruslungenentzündung ähneln. Die Ursache ist nicht ganz klar, wahrscheinlich handelt es sich um eine Form der Überempfindlichkeit. Das Risiko steigt mit der Höhe der MTX-Dosis sowie bei älteren Menschen, vorbestehender Lungenerkrankung, Diabetes und eingeschränkter Nierenfunktion. Bei dieser Erkrankung muss MTX sofort abgesetzt und stattdessen Kortison gegeben werden. Die meisten Patientinnen und Patienten erholen sich bei richtiger Behandlung, MTX können sie anschließend aber nicht mehr nehmen.

74 Darf ich MTX überhaupt nehmen, wenn ich lungenkrank bin?

Eine MTX-Pneumonitis ist so selten, dass es nicht vernünftig ist, dieses wirksame Medikament allen Patientinnen und Patienten vorzuenthalten, die eine Lungenerkrankung haben. Bei einer durch Rheuma geschädigten Lunge kann MTX sogar positive Effekte haben, weswegen es in diesen Fällen gern gegeben wird.

75 Muss Rheuma immer mit MTX behandelt werden?

Wenn MTX vertragen wird, ist es für die meisten Patientinnen und Patienten die beste Therapie. Wenn die Wirkung nicht ausreicht, werden andere Medikamente zumeist nicht stattdessen, sondern zusätzlich gegeben. Heutzutage ist es allerdings so, dass wir auch einige Medikamente haben, die ohne Kombination mit MTX gut wirken – es muss also nicht immer gegeben werden. Wenn Patienten unter einer Kombinationstherapie aus MTX und einem Biologikum jahrelang in Remission sind, kann versucht werden, eines der beiden Medikamente abzusetzen. Die Patienten wünschen sich in dieser Situation meistens das Absetzen des MTX.

76 Was ist Leflunomid und was muss ich beachten?

MTX, Leflunomid, Sulfasalazin und Hydroxychloroquin sind sogenannte konventionell-synthetische Basistherapeutika. Es handelt sich um Rheumamedikamente der ersten Stunde. Leflunomid wird einmal täglich als Tablette eingenommen und unterdrückt ähnlich wie MTX das Immunsystem und damit die Entzündung. Typische Nebenwirkungen sind Magen-Darm-Beschwerden, vor allem Durchfall, sowie eine Blutdruckerhöhung. Auch Leberwerte und Blutbild können sich verschlechtern, weswegen auch bei diesem Medikament vor allem zu Beginn der Therapie engmaschig kontrolliert werden muss. Leflunomid kann zu Wundheilungsstörungen führen, sodass es vor einer größeren Operation nicht nur pausiert, sondern mithilfe des Bindemittels Colestyramin ausgewaschen werden muss.

Fallbeispiel

Eine 35-jährige Patientin mit Rheuma wurde mit 15 mg MTX behandelt, das gut wirksam war. Obwohl sie einen Tag später Folsäure in einer erhöhten Dosis von ebenfalls 15 mg einnahm, verursachte das MTX bei ihr regelmäßig extrem schmerzhafte Migräneattacken. Schlussendlich entschied sie sich zusammen mit ihrer Rheumatologin, das MTX abzusetzen und durch Leflunomid zu ersetzen. Erfreulicherweise wirkte Leflunomid genauso gut und verursachte keine Migräne, sodass sich die Lebensqualität der Patientin deutlich besserte.

Ich soll MTX und Leflunomid kombinieren. Darf ich das, obwohl es laut Beipackzettel unterlassen werden soll?

Die Kombination von MTX und Leflunomid kann ausgesprochen wirksam sein und ist daher für manche Patientinnen und Patienten sinnvoll. Dennoch muss beachtet werden, dass die Kombination von den Herstellern nicht empfohlen wird. Die Patienten müssen darüber aufgeklärt werden und die Entscheidung gemeinsam mit der Ärztin treffen. Auch bei dieser Kombination sind anfangs engmaschige Blutwertkontrollen nötig.

Was ist Sulfasalazin und was muss ich bei der Einnahme beachten?

Sulfasalazin ist ein entzündungshemmender Stoff, der geeignet ist, vor allem milde Verlaufsformen von Rheuma zu behandeln. Er hat keine immunschwächende Wirkung, sodass Patienten unter dieser Therapie nicht anfälliger für Infektionen sind, wie es bei den meisten anderen Rheumatherapien der Fall ist. Manche Patientinnen und Patienten entwickeln unter Sulfasalazin aber Hautausschlag oder erhöhte Leberwerte.

Was ist Hydroxychloroquin und was muss ich bei diesem Medikament beachten?

Dabei handelt es sich um ein Malariamittel, das neben der Wirkung auf Malariaerreger auch eine immunmodulierende Wirkung hat. Ähnlich wie Sulfasalazin wirkt es nicht immunschwächend, führt also nicht zu einer Neigung zu Infektionen. Es ist ein schwaches Mittel, das allein nur gegen milde Formen von Gelenkrheuma eingesetzt wird. Beim Organrheuma Systemischer *Lupus erythematodes* ist es jedoch eine wichtige Basistherapie. Unter Therapie mit Hydroxychloroquin müssen etwa alle sechs Monate die Augen untersucht werden, da es Nebenwirkungen im Bereich der Netzhaut haben kann. Beim Gelenkrheuma ist es ein gern eingesetzter Kombinationspartner, weil es zusätzlich das kardiovaskuläre Risiko reduziert.

80 Was ist Azathioprin und wie funktioniert die Therapie damit?

Azathioprin ist ein relativ altes Basistherapeutikum, das heute nur noch selten eingesetzt wird. Es handelt sich um Tabletten, die morgens und abends eingenommen werden müssen. Die meisten Menschen vertragen das Präparat gut, es kann aber zur Erhöhung der Leberwerte und zu Veränderungen des Blutbilds kommen. Manche Menschen reagieren besonders empfindlich auf Azathioprin. Daher muss zu Beginn der Therapie bereits nach einer Woche die erste Blutbildkontrolle erfolgen. Azathioprin darf nicht mit dem harnsäuresenkenden Medikament Allopurinol kombiniert werden.

81 Was ist ein O'Dell-Schema und wie wirksam ist es?

Das nach einem amerikanischen Arzt benannte O'Dell-Schema besteht aus einer Kombination von Basistherapiemedikamenten. Dabei werden MTX, Sulfasalazin und Hydroxychloroquin kombiniert. Die Kombination ist sehr wirksam, bei ordentlicher Verträglichkeit. Dennoch wird sie heutzutage nicht mehr viel eingesetzt, weil ähnliche oder bessere Ergebnisse mit den für die Patientinnen und Patienten bequemeren Biologika (siehe Frage 83) erreicht werden können.

82 Gibt man auch noch Gold als Rheumatherapie?

Tatsächlich arbeite ich mit Unterbrechungen seit 2008 in der Rheumatologie und habe noch nie Gold verschrieben oder einen Patienten gesehen, der es noch genommen hat. Mit der Zulassung von

MTX und spätestens mit dem Beginn der Ära der Biologika ist Gold aus der Rheumatologie verschwunden. Bei ordentlicher Wirksamkeit war es recht schlecht verträglich und hat neben häufigen Hautreaktionen auch gelegentliche Verschlechterungen der Leber- und Nierenwerte sowie des Blutbilds verursacht.

83 Was ist ein Biologikum?

Biologika heißen so, weil sie in gentechnisch veränderten Zellen hergestellt werden und somit eine Art künstliches Naturprodukt sind. Es handelt sich um Antikörper, die menschlichen Abwehreiweißen stark ähneln. Weil es sich um sehr große Moleküle handelt, müssen sie gespritzt oder als Infusion gegeben werden, ähnlich wie Insulin. In der Rheumatologie werden Biologika eingesetzt, die in das Immunsystem eingreifen und dort bestimmte Teile dieses komplexen Systems gezielt hemmen. Da sie sich im Menschen wie körpereigene Antikörper verhalten, haben die meisten Biologika wenig Nebenwirkungen und können auch bei Leber- oder Nierenerkrankungen gegeben werden. In seltenen Fällen kann das Immunsystem jedoch paradox auf die Manipulation reagieren und es entwickelt sich eine Autoimmunerkrankung als Nebenwirkung der Therapie, zum Beispiel die Nervenkrankheit Multiple Sklerose. Ähnlich wie die meisten Rheumamedikamente können Biologika die Neigung zu Infektionen erhöhen.

84 Was muss bei einer Biologikatherapie beachtet werden?

Als Antikörper haben Biologika eine begrenzte Haltbarkeit und müssen im Kühlschrank gelagert werden, dürfen aber nicht einfrieren. Daher ist es am sichersten, sie in der Kühlschranktür oder im Gemüsefach zu lagern. Einige Präparate können für einen begrenzten Zeitraum außerhalb des Kühlschranks gelagert werden. Am besten lässt sich das beim Apotheker erfragen, es steht aber

Fallbeispiel

Eine 56-jährige Patientin mit aktivem Rheuma wurde nacheinander mit drei verschiedenen Biologika therapiert. Obwohl sie die Präparate regelmäßig spritzte, stellte sich keinerlei Wirkung ein. Die Ärzte konnten sich das nicht gut erklären. Es wurde eine Spiegelmessung veranlasst, und obwohl die Patientin am Vortag ihr Biologikum gespritzt hatte, ließ es sich in ihrem Blut nicht nachweisen. Sie wurde zu einer Immunologin überwiesen, man ging von einer seltenen Besonderheit ihres Immunsystems aus. Die Immunologin war zunächst ratlos, befragte die Patientin dann aber ganz genau, wie sie mit den Spritzen umging. Letztlich stellte sich heraus, dass sie die Spritzen zwar korrekt im Kühlschrank lagerte, allerdings legte sie sie vor der Injektion stets auf die Heizung, um sie aufzuwärmen. Dadurch wurden die empfindlichen Moleküle zerstört und waren wirkungslos. Als sie damit aufhörte, stellte sich die gewünschte Besserung des Rheumas schnell ein.

natürlich auch im Beipackzettel. Während der Therapie müssen gelegentlich die Blutwerte kontrolliert werden, jedoch seltener als bei konventionellen Basistherapeutika wie MTX. Vor Beginn der Therapie müssen wegen der immunschwächenden Wirkung der Biologika chronische Infektionen ausgeschlossen werden, insbesondere Infektionen mit Hepatitis B und Tuberkulose, weil sich diese durch eine Biologikatherapie massiv verschlechtern können. Vor und direkt nach großen Operationen oder während einer Infektion, zum Beispiel einer Mandelentzündung, sollten Biologika nicht oder nur nach Rücksprache mit der Rheumatologin gespritzt werden.

85 Was ist eine latente Tuberkulose?

Bei den meisten Biologika muss vor Beginn der Therapie getestet werden, ob die Patientin oder der Patient an einer latenten oder aktiven Tuberkulose leidet. Tuberkulose ist eine bakterielle Infektion, die vor allem die Lunge betrifft, aber theoretisch jedes Organ befallen kann. Bis in die Nachkriegszeit war die Infektion bei uns häufig, während sie heutzutage erfreulicherweise seltener auftritt. In vielen Weltregionen ist sie noch immer eine häufige Todesursache. Bei gesunden Erwachsenen entsteht nach Kontakt mit Tuberkulosebakterien in der Mehrzahl der Fälle keine spürbare Infektion, sondern die Bakterien werden durch Immunzellen abgekapselt und verharren wie kleine Nester in der Lunge – man spricht von latenter Tuberkulose. Durch eine Schwächung des Immunsystems kann eine solche latente Tuberkulose ausbrechen und zu einer schweren Erkrankung werden. Unter Therapie mit TNF-Hemmern (siehe Frage 87) und anderen Biologika passiert dies besonders häufig, weswegen Patientinnen und Patienten mit latenter Tuberkulose zu Beginn der Therapie ein Antibiotikum einnehmen müssen.

86 Warum beginnt man die Rheumatherapie nicht gleich mit einem Biologikum?

Die Therapie mit MTX hat sich über Jahrzehnte bewährt, wird mehrheitlich gut vertragen und ist sehr effektiv. Damit ist MTX zu Recht Medikament der ersten Wahl bei Rheuma. Biologika stellen den komplexeren, tiefgreifenderen Eingriff in das Immunsystem dar. Sie können selten schwere Nebenwirkungen wie Immunerkrankungen verursachen. All diese Gründe sprechen für einen Therapiebeginn mit MTX. In der Mehrheit der Fälle wird MTX, wenn es allein nicht ausreicht, daher auch nicht durch ein Biologikum ersetzt, sondern um ein Biologikum ergänzt. Die Medikamente werden also kombiniert. Zu guter Letzt spielen auch die Therapiekosten eine Rolle: Die Jahrestherapiekosten für MTX als Spritze liegen um 1000 €, während eine Biologikatherapie zwischen 10 000 und 25 000 € im Jahr kostet. Die Kosten für Biologika in der Krebs- und Rheumatherapie sind in den vergangenen zwanzig Jahren explodiert und sind Kostentreiber im Gesundheitssystem. Das sind Kosten, die wir letztlich alle tragen. Wir sind daher auch ein bisschen dazu aufgefordert, diese sehr teuren Medikamente nur dort einzusetzen, wo sie wirklich gebraucht werden.

87 Was sind TNF-Hemmer und wie funktioniert die Therapie damit?

TNF oder TNF-alpha ist ein Botenstoff des Immunsystems, der Entzündungen verstärkt und bei der Entstehung von rheumatischen Entzündungen der Gelenke eine zentrale Rolle spielt. Er führt außerdem zu Abgeschlagenheit, Fieber und Schmerzen. Wie der Name schon sagt, spielt der Botenstoff auch bei der Bekämpfung von Krebszellen durch das Immunsystem eine Rolle. TNF-Hemmer sind gentechnisch hergestellte Antikörper, die sich gegen TNF richten und dadurch dessen Wirkung im Körper abschwächen. Sie durchbrechen damit den Kreislauf der chronischen Rheumaentzündung. Rheumasymptome wie Schmerzen und Schwellungen werden durch die Therapie bei den meisten Patientinnen und Patienten binnen weniger Wochen besser. Auch das durch Rheuma erhöhte Risiko für Herzinfarkte und Schlaganfälle verringert sich durch die Therapie.

88 Was sind Biosimilars?

Biosimilars sind Biologika, die einem bereits zugelassenen Biologikum, das seinen Patentschutz verloren hat, stark ähneln. In der Herstellung wird der gleiche Bauplan wie für das Originalprodukt in eine Zelle eingebracht. Die Zelle stellt dann mit den ihr eigenen biologischen Werkzeugen das Biosimilar her. Da dieser Prozess nicht in allen Zellen genau gleich abläuft, ähneln Biosimilars dem Ursprungsbiologikum zwar, sind aber anders als Generika konventioneller Arzneimittel nicht genau mit diesem identisch. Da das so ist, müssen Biosimilars aufwendigere Studien durchlaufen als Generika. Sie müssen zeigen, dass ihre medizinischen Eigenschaften dem Ursprungsprodukt hinreichend ähnlich sind. Es gibt prinzipiell keinen Grund, sich gegen den Einsatz eines Biosimilars zu wehren, weil es die gleiche Wirkung und Verträglichkeit wie das Originalprodukt hat. Es kann im Einzelfall jedoch zu Unverträglichkeiten bestimmter Zusatz- und Hilfsstoffe kommen. In einem solchen Fall kann aber theoretisch auch das Originalprodukt schlechter verträglich sein als das Biosimilar. Das muss man im Einzelfall ausprobieren. Biosimilars sind deutlich kostengünstiger als noch patentgeschützte Biologika und helfen damit, die Kosten für Biologikatherapien im Rahmen zu halten.

Stimmt es, dass man als Krebspatient keinen TNF-Hemmer nehmen darf?

Nach der Einführung der TNF-Hemmer fiel auf, dass die Patientinnen und Patienten, die damit behandelt wurden, mehr Krebserkrankungen hatten als die Normalbevölkerung. Das galt insbesondere für Krebserkrankungen der Lymphdrüsen, die sogenannten Lymphome. In der Folge konnte jedoch gezeigt werden, dass alle Rheumapatienten ein höheres Krebsrisiko haben und der Effekt nicht durch die TNF-Hemmer verursacht war. Man geht heute davon aus, dass auch Patienten, die eine Krebserkrankung durchgemacht haben, einen TNF-Hemmer bekommen können. Natürlich ist es aber so, dass bei Krebspatienten genau überlegt werden muss, ob es sinnvoll ist, das Immunsystem zu unterdrücken. Es handelt sich daher immer um Einzelfallentscheidungen, die genau mit dem behandelnden Rheumatologen und Krebsmediziner besprochen werden müssen.

99 Was sind IL6-Hemmer und wie funktioniert die Therapie?

Auch IL6 ist ein Botenstoff des Immunsystems, der an der Entstehung und Aufrechterhaltung von Entzündungen beteiligt ist. Seine Abschwächung durch einen IL6-Hemmer (IL6-Rezeptor-Antikörper) bekämpft die Rheumasymptome in aller Regel sehr wirksam und binnen weniger Wochen. IL6-Hemmer hemmen die Entzündungsvorgänge im Körper so wirksam, dass es bei Infektionskrankheiten sein kann, dass die klassischen Entzündungswerte im Blut nicht ansteigen und der Arzt die Infektion übersehen kann. Daher ist es sinnvoll, einen Patientenpass bei sich zu tragen, wenn man ein solches Biologikum nimmt. Selten kann es unter Therapie mit IL6-Hemmern zu Leberwerterhöhungen und zu Darmentzündungen, sogenannten Divertikulitiden, kommen. Schmerzen im linken Unterbauch müssen daher sehr ernst genommen werden.

Fallbeispiel

Eine 52-jährige Rheumapatientin bekam vom Rheumatologen MTX verordnet. Sie vertrug es nicht gut und suchte daher einen naturheilkundlich arbeitenden Arzt auf. Dieser machte ihr Angst vor MTX und anderen Rheumamedikamenten, sodass sie auf eine Basistherapie verzichtete und stattdessen das vom Naturarzt empfohlene Kräuterpräparat nahm. Da dieses nicht half, nahm sie zusätzlich Kortison. Ihr Blutdruck verschlechterte sich durch das Kortison, ebenso die chronischen Schmerzen. Nach einem Jahr war der Leidensdruck so hoch, dass sie erneut zu einer Rheumatologin ging. Diese verordnete einen IL6-Hemmer. Bereits nach wenigen Wochen besserten sich die Beschwerden dramatisch. Die Patientin konnte das Kortison im Verlauf absetzen und brachte der Rheumatologin Fotos von ihrer Alpenüberquerung mit dem Fahrrad mit.

91 Was ist Abatacept und wie wirkt es?

Neben Botenstoffen sind auch T-Zellen und B-Zellen an der Entstehung der Rheumaentzündung beteiligt. Sie werden durch andere Zellen aktiviert, die ihnen bestimmte Moleküle präsentieren, um sie anzuregen. Dieser Vorgang wird bei T-Zellen durch Abatacept behindert und die T-Zellen werden nicht aktiviert. Dadurch beruhigt sich die Rheumaentzündung. Die Wirkung von Abatacept braucht manchmal einige Monate, bis sie vollständig eintritt. Dafür ist das Präparat aber in aller Regel sehr gut verträglich.

92 Wie funktioniert die Therapie mit Rituximab?

Während Abatacept die Aktivierung von T-Zellen hemmt, richtet sich Rituximab gegen B-Zellen. Diese werden durch das Biologikum zerstört und bilden sich erst in den nachfolgenden Monaten oder Jahren nach. Durch den Wegfall der B-Zellen fehlt ein Baustein in der Entstehung der Rheumaentzündung. Dadurch bessern sich die Rheumasymptome. Rituximab muss als Infusion gegeben werden; es werden zwei Infusionen im Abstand von zwei Wochen verabreicht. Diese zwei Infusionen müssen ungefähr alle sechs Monate wiederholt werden. Die volle Wirkung von Rituximab braucht einige Wochen, eventuell sogar einige Monate, bis sie eintritt. Da B-Zellen die natürlichen Antikörper unseres Körpers bilden, kann durch die jahrelange Gabe von Rituximab ein Mangel an Antikörpern entstehen. Daher sollten die natürlichen Antikörperspiegel vor jeder neuen Infusion gemessen werden.

93 Was ist ein JAK-Inhibitor und wie funktioniert die Therapie?

Sie haben jetzt einiges über Botenstoffe des Immunsystems gelesen. Diese Botenstoffe docken an der Membran von Immunzellen an und entfalten ihre Wirkung innerhalb dieser Zellen. Die Andockstellen nennt man Rezeptoren. Die meisten Biologika hemmen Botenstoffe des Immunsystems. Es gibt jedoch auch Medikamente, die gezielt die Rezeptoren hemmen, an denen die Botenstoffe andocken. Ein Beispiel für solche Medikamente sind Januskinaseinhibitoren (JAK-Inhibitoren). Sie hemmen den Rezeptor verschiedener Botenstoffe des Immunsystems und wirken der Rheumaentzündung auf diese Weise entgegen. Da sie keine Biologika sind, kann man sie in Tablettenform einnehmen. Sie entfalten ihre Wirkung meist binnen weniger Tage oder Wochen. Oft werden sie gegeben, wenn Biologika nicht gewirkt haben oder nicht mehr wirken. Man kann sie jedoch auch anstelle von Biologika nach Versagen von MTX geben.

Fallbeispiel

Eine 60-jährige Patientin litt seit über 20 Jahren an Rheuma. Sie hatte neben MTX im Laufe der Jahre auch diverse Biologika eingenommen. MTX vertrug sie nicht gut, und es war allein nicht ausreichend. Die Patientin hatte zwei TNF-Hemmer, Abatacept und einen IL6-Hemmer genommen. Die verschiedenen Biologika halfen stets einige Jahre und verloren dann ihre Wirkung. Zusätzlich zum Rheuma litt die Patientin an kreisrundem Haarausfall. Als die Medikamente auf den Markt kamen, erhielt sie als eine der ersten Patienten in Deutschland einen JAK-Inhibitor. Die Wirkung setzte bereits nach zwei Wochen ein, das Rheuma beruhigte sich deutlich. Als besondere Überraschung fingen außerdem die Haare wieder an zu wachsen.

---

94 Verursachen JAK-Inhibitoren Herzinfarkte und Schlaganfälle?

Es gab eine große Studie mit älteren Rheumapatientinnen und -patienten, die ein erhöhtes Risiko für Herzinfarkte und Schlaganfälle hatten. Die Patienten wurden in gleich große Gruppen aufgeteilt, und eine Gruppe erhielt den TNF-Hemmer Adalimumab, während die andere Gruppe den JAK-Inhibitor Tofacitinib erhielt. In dieser Studie war es so, dass die JAK-Inhibitor-Patienten mehr Herzinfarkte und Schlaganfälle und außerdem mehr Krebserkrankungen erlitten als die Adalimumab-Patienten. Man hat seither in diversen anderen Studien und Registerauswertungen versucht, dieses Ergebnis zu reproduzieren, was aber nicht gelungen ist. Dennoch wurde eine Warnung der Behörden ausgesprochen, dass JAK-Inhibitoren möglicherweise für Patienten ungeeignet sind, die ein hohes Herzinfarkt- und Schlaganfallrisiko haben. Man muss im Einzelfall dieses eventuelle Risiko gegen die sehr gute Wirksamkeit dieser Medikamente abwägen.

95 Darf ich JAK-Inhibitoren nehmen, wenn ich ein hohes Thromboserisiko habe?

JAK-Inhibitoren erhöhen das Risiko für Thrombosen (Blutgerinnsel in den Venen) und damit auch für die gefährliche Thrombosekomplikation Lungenembolie. Daher sollten Patientinnen und Patienten, deren Risiko für Thrombosen ohnehin erhöht ist, die Einnahme mit ihrem Arzt besprechen. Solche Risikofaktoren können frühere Thrombosen, starkes Übergewicht, Rauchen oder die Einnahme der Pille sein. Letzteres ist besonders unpraktisch, da man während der Einnahme von JAK-Inhibitoren nicht schwanger werden sollte.

96 Stimmt es, dass Rheumamedikamente den Cholesterinwert erhöhen?

Das ist bei einigen Rheumamedikamenten tatsächlich der Fall. Besonders die IL6-Hemmer und JAK-Inhibitoren sind in diesem Zusammenhang zu nennen. Man vermutet, dass der Cholesterinspiegel durch die Rheumaentzündung künstlich erniedrigt wurde und mit dem Wegfall der Entzündung durch die Rheumatherapie dann wieder seinen ursprünglichen Wert erreicht. Es ist nicht geklärt, ob der höhere Cholesterinwert unter Therapie mit diesen Rheumamedikamenten auch das Herzinfarktrisiko erhöht. In jedem Fall sollte Cholesterin im Blut gemessen werden. Wenn weitere Risikofaktoren wie Bluthochdruck hinzukommen, kann eine cholesterinsenkende Tablettentherapie überlegt werden.

97 Machen Rheumamedikamente dick?

Es nimmt zu, wer mehr Kalorien zu sich nimmt, als er verbraucht. Kehrt sich dieses Verhältnis um, nehmen wir ab. Der Verbrauch des unbehandelten Rheumapatienten ist hoch, weil die Entzündung Energie verbraucht. Rheuma ist wie Krebs oder Tuberkulose eine konsumierende Erkrankung. Wenn dann durch eine erfolgreiche Basistherapie die Entzündung verschwindet, brauchen die Patientinnen und Patienten weniger Kalorien und nehmen also zu. Als weiterer Effekt kommt der natürliche Alterungsprozess hinzu: Wenn ich mit dreißig Jahren Rheuma bekomme und dann mit vierzig Jahren dicker bin als mit dreißig, dann liegt das nicht zwingend an den Medikamenten. Vielmehr werden die meisten Menschen mit dem Alter dicker, weil sich der Stoffwechsel verlangsamt. Einen Sonderstatus hat Kortison: Es verstärkt den Appetit und führt zu Wassereinlagerungen sowie zum Umbau von Muskulatur in Fett. Es sollte also nicht langfristig in Dosen über 5 mg eingenommen werden.

98 Machen Rheumamedikamente anfällig für Infektionen?

Das muss leider mit einem klaren Ja beantwortet werden. Kortison schwächt das Immunsystem in höheren Dosen erheblich. Auch die Biologika und JAK-Inhibitoren haben einen messbaren Effekt, MTX wirkt hingegen nur gering immunschwächend. Die Konsequenz ist, dass die Patientinnen und Patienten häufiger Atemwegsinfekte bis hin zur Lungenentzündung durchmachen. Auch Gürtelrosen sind unter Biologika- und insbesondere unter JAK-Inhibitor-Therapie häufiger als in der Normalbevölkerung. Manche Patientinnen und Patienten berichten auch von Herpesinfektionen oder Hautabszessen. Letztlich sind auch seltenere und schwerwiegende Infektionen unter der Therapie denkbar. Die meisten Patienten vertragen ihre Rheumamedikamente aber gut.

Beeinflussen Rheumamedikamente das Risiko, schwer an Covid-19 zu erkranken?

Das Risiko für einen schweren Verlauf einer Covid-19-Infektion ist bei Gelenkrheuma nur gering erhöht. Auch die meisten Basistherapiemedikamente wie MTX, Sulfasalazin, TNF-Hemmer oder IL6-Inhibitoren erhöhen das Risiko, soweit wir wissen, nicht nennenswert. Man würde diese Medikamente dennoch pausieren, wenn man erkrankt, und sie erst wieder nehmen, wenn man sich von der Infektion erholt hat, bzw. nach etwa fünf Tagen, wenn man symptomlos ist. Eine Sonderstellung nehmen hoch dosiertes Kortison (mehr als 15 mg Prednisolon täglich) und das Biologikum Rituximab ein. Nach einer Rituximabinfusion ist das Risiko für einen schweren Verlauf einer Covid-19-Infektion bis zu ein Jahr lang erhöht. Leider sprechen Patientinnen und Patienten, die Rituximab bekommen haben, auch schlechter auf die Impfung an. Die Planung einer dennoch notwendigen Rituximabtherapie und das Timing der notwendigen Covid-19-Impfungen müssen mit dem behandelnden Rheumatologen besprochen werden. Auch Abatacept und JAK-Inhibitoren gehen eventuell mit einem erhöhten Risiko für eine schwere Covid-19-Infektion einher. Wenn die Rheumatologin zu dem Schluss kommt, dass das Covid-19-Risiko besonders hoch ist, zum Beispiel wegen einer Lungen- oder Herzerkrankung, einer schlecht kontrollierten Rheumaerkrankung oder der Notwendigkeit einer Rituximabtherapie, kann zusätzlich zur Impfung eine prophylaktische Gabe von Covid-19-Antikörpern oder die Einnahme von antiviralen Medikamenten im Falle einer Infektion sinnvoll sein.

100 Welche Impfungen sind für Rheumapatienten wichtig?

Impfungen gehören zu den wirksamsten Mitteln gegen Infektionskrankheiten. Alle Rheumapatienten sollten gegen Lungenentzündung, also Pneumokokken, geimpft sein. Zusätzlich sollten sie jährlich im Herbst gegen Grippe geimpft werden. Eine weitere empfohlene Impfung für alle Rheumapatienten, die in ihrem Leben einmal Windpocken hatten, ist die Impfung gegen Gürtelrose. In der aktuellen Situation sind zudem vier Impfungen gegen Covid-19 empfehlenswert. In den kommenden Monaten und Jahren werden vielleicht weitere Booster empfohlen werden. Auf Lebendimpfungen muss verzichtet werden, da diese Menschen mit einem schwachen Immunsystem nicht gegeben werden dürfen. Alle derzeit in Deutschland erhältlichen Covid-19-Impfungen sind aber Totimpfstoffe.

101 Muss ich für jede Impfung meine Rheumamedikamente absetzen?

Da Rheumamedikamente das Immunsystem schwächen, stören sie je nach Wirkmechanismus mehr oder weniger stark den Impferfolg. Es kann daher sinnvoll sein, die Basistherapie nach einer Impfung für eine Woche zu pausieren. Wir wissen, dass MTX-Patienten einen besseren Impferfolg haben, wenn sie nach der Impfung eine Woche lang MTX nicht nehmen. Bei den Biologika und JAK-Inhibitoren ist das zum Teil nicht so klar. In jedem Fall sollte die Medikation nur dann pausiert werden, wenn das Rheuma inaktiv ist. Wenn das Rheuma hingegen schlecht kontrolliert ist, kann die Pause zu einem Schub führen, der das Immunsystem erst recht durcheinanderbringt und möglicherweise die Einnahme von Kortison erfordert, was wiederum den Impferfolg stört. Eine Sonderrolle hat Rituximab: Patienten, die damit behandelt werden, müssen das Timing der Impfungen mit ihrem Rheumatologen besprechen.

Ich brauche ein neues Knie. Muss ich meine Rheumamedikamente für die Operation pausieren?

Für kleine Operationen wie die Entfernung eines Muttermals oder eine Zahnwurzelbehandlung muss die antirheumatische Basistherapie nicht pausiert werden. Bei größeren Operationen mit einem höheren Infektionsrisiko wie der Implantation einer Knieendoprothese kommt es auf das Medikament an: MTX muss in aller Regel nicht pausiert werden, eventuell kann jedoch die Dosis für wenige Wochen etwas reduziert werden. Prednisolon (ein häufig verwendetes Kortison) in einer Dosis von weniger als 7,5 mg sollte nicht pausiert werden. Bei den Biologika plant man die Operation am besten zum Ende des Gabeintervalls und zögert die nachfolgende Gabe um einige Tage hinaus, bis die primäre Wundheilung abgeschlossen ist. JAK-Inhibitoren pausiert man zwei bis drei Tage vor der Operation und beginnt die Gabe wieder, wenn die Wunde gut heilt. Einen Sonderstatus hat Leflunomid, das vor Operationen mit einem Bindemittel in Pulverform ausgewaschen werden muss, da es über den eigenen Darm ansonsten immer wieder aufgenommen wird und lange im Körper verweilt. Wenn sich eine Wundinfektion entwickelt, muss die Basistherapie länger pausiert werden.

Welche Therapie ist sinnvoll, wenn das Rheuma die Lunge befallen hat?

Rheuma befällt relativ häufig die Lungen, das führt jedoch nicht immer zu spürbaren Einschränkungen für die Patientinnen und Patienten. Wenn das doch der Fall ist oder der Lungenbefall ausge-

Fallbeispiel

Ein 40-jähriger Patient stellte sich in einer Lungenklinik vor, da er Luftnot und Schmerzen in der Brust beim Atmen hatte. Im CT der Lunge zeigten sich tumorartige Raumforderungen, sodass zunächst der Verdacht auf Lungenkrebs im Raum stand. In den weiteren Untersuchungen bestätigte sich das aber erfreulicherweise nicht. Der Patient entwickelte im Verlauf des stationären Aufenthalts Gelenkschmerzen. Rheumafaktor und CCP-Antikörper wurden im Blut bestimmt; die Werte waren sehr hoch. Es wurde die Diagnose eines Gelenkrheumas mit Lungenbeteiligung gestellt. Der Patient wurde mit Kortison, MTX und Abatacept therapiert. Im Verlauf von drei Monaten besserten sich die Gelenkbeschwerden und die Atemnot deutlich. Das Kortison konnte dann wieder abgesetzt werden.

dehnt ist, ist eine Therapie sinnvoll. Einige Basistherapeutika haben eine besonders gute Wirkung bei Lungenbefall durch Rheuma. Das sind neben dem Klassiker MTX auch die Biologika Abatacept und Rituximab. Aber auch andere Basistherapeutika können der Lunge helfen. Die Therapie sollte idealerweise zwischen Lungenärzten und Rheumatologen abgesprochen werden.

104 Kann man zu jung oder zu alt für so starke Rheumamedikamente sein?

Viele Eltern sorgen sich, dass Rheumamedikamente für Kinder, Jugendliche und junge Erwachsene zu aggressiv sein könnten. Tatsächlich ist es aber so, dass gerade junge Menschen Medikamente oft viel besser vertragen als ältere Menschen. Zudem sollte bei einem jungen Menschen mit Rheuma die Therapie eher besonders ehrgeizig sein, weil ein junger Mensch noch sehr lange mit seinen Gelenken leben wird, mit hoffentlich guter Lebensqualität.

Ein ähnliches Problem haben betagte Patientinnen und Patienten. Bei ihnen sorgen sich zumeist die Ärzte, ob eine potenziell gefährliche Basistherapie für Ältere geeignet ist. Ältere Menschen sind oft herz-, lungen- und nierenkrank, sodass tatsächlich bei der Auswahl des Basistherapeutikums eine besondere Sorgfalt notwendig ist. Leider werden ältere Patienten viel zu oft zu wenig behandelt und haben daher unnötig Schmerzen. Sie erhalten auch statt gut wirksamer und verträglicher Basistherapeutika oft zu viel Kortison, was leider schlechter verträglich ist, als es ein Basistherapeutikum gewesen wäre. Ich möchte gerade auch ältere Patienten und deren Angehörige ermutigen, auf einer modernen Rheumatherapie zu beharren.

Kann man mit Rheuma schwanger werden?

Rheumapatientinnen und Rheumapatienten sind in aller Regel in ihrer Fruchtbarkeit nicht eingeschränkt, auch wenn es bei Frauen manchmal etwas länger dauern kann, bis sie schwanger werden. Eine Schwangerschaft sollte gut geplant werden, am besten, während das Rheuma gut kontrolliert und nicht aktiv ist. Schon vor der Schwangerschaft muss die Medikation entsprechend auf Medikamente umgestellt werden, die mit einer Schwangerschaft vereinbar sind.

Welche Rheumamedikamente darf ich in der Schwangerschaft nehmen?

Tatsächlich gibt es einige Rheumamedikamente, die mit einer Schwangerschaft vereinbar sind. Ganz offiziell steht das meistens nicht im Beipackzettel, aber es gibt einige Präparate, mit denen man gute Erfahrungen gemacht hat. Nachlesen lässt sich das auf der Website www.embryotox.de. Unter Therapie mit MTX oder JAK-Inhibitoren darf man leider nicht schwanger werden. Medikamente, unter denen das nach sorgfältiger Abwägung möglich ist, sind TNF-Hemmer, Sulfasalazin oder Hydroxychloroquin. Als für Schwangere besonders verträglicher TNF-Hemmer gilt Certolizumab. Wird ein TNF-Hemmer genommen, sollte versucht werden, diesen im letzten Schwangerschaftsdrittel abzusetzen. Eventuell kann das Neugeborene in den ersten sechs bis zwölf Monaten keine Lebendimpfungen erhalten, weil es die immunschwächenden Basismedikamente der Mutter im Blut hat. Das betrifft dann vor allem die Rotavirusimpfung. All diese Dinge besprechen Patientinnen mit Kinderwunsch am besten frühzeitig mit ihrem Rheumatologen.

107 Welche Medikamente darf ich in der Stillzeit nehmen?

Alle Biologika sind Antikörper, die über den Magen-Darm-Trakt nicht aufgenommen werden und daher gespritzt werden müssen. Entsprechend kann das Neugeborene sie auch nicht über die Muttermilch aufnehmen, weswegen Stillen unter Biologikatherapie in aller Regel kein Problem darstellt. Schwieriger ist das mit konventionellen Basistherapeutika wie MTX oder Leflunomid. In diesem Fall muss individuell entschieden werden. Unter Therapie mit einem JAK-Inhibitor sollte nicht gestillt werden. Stillen ist zwar in den ersten Monaten das Beste für das Kind, jedoch sollte die Gesundheit der Mutter nicht darunter leiden. Dem Kind ist am Ende nicht geholfen, wenn die Mutter ihre Hände nicht mehr benutzen kann.

108 Dürfen Männer unter Therapie mit Rheumamedikamenten Kinder zeugen?

Das ist eine Frage, die erheblich schlechter untersucht ist, als es bei Frauen der Fall ist. Es gab einzelne Berichte aus Tierversuchen, dass männliche Tiere unter MTX-Einfluss häufiger kranke Nachkommen zeugen, was sich letztlich beim Menschen in Beobachtungsstudien aber nicht bestätigt hat. MTX kann nach heutigem Stand von Männern auch bei Kinderwunsch eingenommen werden. Manche JAK-Inhibitoren stehen im Verdacht, die Spermienqualität einzuschränken. Auch unter Sulfasalazingabe verringern sich definitiv die Spermienzahl und -qualität. Das normalisiert sich aber nach dem Absetzen wieder. Auf keinen Fall sollte man sich als Mann auf die verhütenden Eigenschaften von Sulfasalazin verlassen. Als unproblematisch können alle Biologika gelten. Es kann manchmal Jahre dauern, bis eine Schwangerschaft eintritt. Deshalb ist es nicht praktikabel, die Basistherapie die gesamte Zeit auszusetzen. Bei bestehendem Kinderwunsch kann es sinnvoll sein, auf JAK-Inhibitoren und Sulfasalazin zu verzichten, wenn man ganz sichergehen möchte.

100

Was kann gegen Fußfehlstellungen infolge des Rheumas unternommen werden?

Bei bereits eingetretenen Schäden am Knochen oder bei Fehlstellungen der Gelenke ist es sinnvoll, sich einen guten Orthopäden zu suchen. Bei Fehlstellungen der Füße haben sich Einlagen bewährt. Diese betten den Fuß weich, gleichen Fehlstellungen sanft aus und unterstützen den Fuß. Bei stärker ausgeprägten Schäden und insbesondere bei Instabilität des Sprunggelenks sind oft orthopädisch angefertigte Schuhe sinnvoll. Insbesondere wenn die Zehen »kreuz und quer« liegen und beim Laufen stören, kann eine Operation sinnvoll sein. Diese sollte man von einem in Fußchirurgie erfahrenen Orthopäden machen lassen, idealerweise einer Rheumaorthopädin. Man muss leider nach einer solchen Operation mit einer langen Rekonvaleszenzzeit rechnen, weil der Fuß im Extremfall monatelang nicht richtig belastbar ist.

110

Wann ist ein künstliches Gelenk notwendig?

Ein künstliches Gelenk zu implantieren steht immer dann im Raum, wenn das eigene Gelenk stark zerstört ist. Wir sprechen von sekundärer (also durch das Rheuma entstandener) Arthrose. Besonders gut lassen sich Knie und Hüften ersetzen. Diesbezüglich sind die Operationsergebnisse auch beim Rheumapatienten oft exzellent. Schon ein bisschen weniger gut funktioniert der Ersatz des Sprunggelenks. Dabei kann auch eine Versteifung diskutiert werden, die unter Umständen ein besseres funktionelles Ergebnis liefert. Um das zu beurteilen, braucht es einen Rheumaorthopäden mit viel Erfahrung. Ebenfalls nicht ganz banal ist der Ersatz eines Schultergelenks: Ich sehe viele Patientinnen und Patienten, die mit einer künstlichen Schulter den Arm nicht mehr heben können. In diesem Fall bietet sich andererseits keine Versteifung als Alternative an. Man kann hoffen, dass die Gelenkprothesen in den kommenden Jahren noch besser werden und wir unseren Patienten immer bessere Angebote machen können.

111

Kann man auch Fingergelenke ersetzen?

Erfreulicherweise entwickeln heutzutage die wenigsten Patientinnen und Patienten so starke Zerstörungen der Hände, dass das überhaupt zur Debatte steht. Bei unseren älteren Patientinnen und Patienten, die ihr Rheuma vor der Ära der Biologika bekommen haben, ist das aber leider immer noch ein Thema. Der Handchirurg kann vielen Patienten mit starken Einschränkungen der Handfunktion durch Operationen der Sehnen und Gelenke helfen. Wenn die Handfunktion jedoch noch gut ist und die Hand nur unschön aussieht, sollte man mit Operationen eher zurückhaltend sein. Künstliche Fingergelenke gibt es zwar, aber sie werden selten eingesetzt. Denn die Beanspruchung an der Hand ist so groß, dass sie nicht gut halten und das Langzeitergebnis damit schlecht ist.

Wichtige Rheumamedikamente mit ihren Wirkstoff- und Markennamen

JAK-Inhibitoren

Wirkstoffname	Markenname	Darreichungsform	Dosierung
Baricitinib	Olumiant	Tablette	2 oder 4 mg täglich
Filgotinib	Jyseleca	Tablette	100 oder 200 mg täglich
Tofacitinib	Xeljanz	Tablette	5 mg zweimal täglich oder 11 mg retard täglich
Upadacitinib	Rinvoq	Tablette	15 mg täglich

Konventionelle Basistherapeutika

Wirkstoffname	Markennamen (Beispiele)	Darreichungsform	Dosierung
Methotrexat (MTX)	Lantarel, Metex	Spritze, Pen oder Tablette	zwischen 7,5 und 25 mg pro Woche
Leflunomid	Arava	Tablette	10 bis 20 mg täglich
Sulfasalazin	Azulfidine	Tablette	zweimal 1000 mg pro Tag oder weniger
Hydroxychloroquin	Quensyl	Tablette	200 bis 400 mg pro Tag
Azathioprin	Imurek	Tablette	50 bis 200 mg pro Tag

Die Tabellen dienen der Orientierung. Sie erheben keinen Anspruch auf Vollständigkeit und ersetzen nicht die Packungsbeilage bzw. die ärztliche Verordnung.

Wichtige Rheumamedikamente mit ihren Wirkstoff- und Markennamen

Biologika

Wirkstoffklasse	Wirkstoffname	Markennamen (Beispiele)
TNF-Hemmer	Adalimumab	Amgevita, Hukyndra, Hulio, Humira, Hyrimoz, Idacio, Imraldi, Yuflyma
	Certolizumab	Cimzia
	Etanercept	Benepali, Enbrel, Erelzi, Nepexto
	Golimumab	Simponi
	Infliximab	Flixabi, Inflectra, Remicade, Remsima, Zessly
T-Zell-Kostimulationshemmer	Abatacept	Orencia
IL6-Hemmer	Sarilumab	Kevzara
	Tocilizumab	RoActemra
CD20-Antikörper	Rituximab	MabThera, Rixathon, Ruxience, Truxima

Darreichungsform	Dosierung
Spritze und Pen	40 mg alle zwei Wochen
Spritze oder Pen	200 mg alle zwei Wochen
Spritze oder Pen	50 mg pro Woche, alternativ zweimal 25 mg pro Woche
Spritze oder Pen	50 mg pro Monat, bei über 100 kg Körpergewicht 100 mg
Spritze, Pen oder Infusion	3 mg pro kg Körpergewicht alle sechs bis acht Wochen intravenös oder 120 mg alle zwei Wochen subkutan
Spritze, Pen oder Infusion	125 mg pro Woche subkutan oder gewichtsadaptiert intravenös
Spritze oder Pen	150 oder 200 mg alle zwei Wochen
Spritze, Pen oder Infusion	162 mg pro Woche subkutan oder gewichtsadaptiert intravenös
Infusion	1000 mg an Tag eins und Tag vierzehn und danach alle sechs Monate

RHEUMA: KOMPLEMENTÄR-MEDIZIN

7

Viele Patientinnen und Patienten möchten sich etwas Gutes tun, über die Einnahme von Medikamenten hinaus. Sie interessieren sich für ganzheitliche Ansätze, die Sport und Bewegung einbeziehen und nicht vergessen, dass der Mensch auch eine Seele hat und nicht nur einen Körper. Manchen Anbietern von Komplementärmedizin gelingt es besser als den meisten Ärzten, ihren Klienten genau diese ganzheitliche Sichtweise anzubieten. Das muss nicht verkehrt sein. Es sollte nur nicht dazu führen, dass viel privates Geld in nutzlose Therapien fließt oder dass wirksame und wichtige Medikamente nicht eingenommen werden.

Ich habe 2021 eine wissenschaftliche Arbeit zur Nutzung von Komplementärmedizin durch Immundefektpatienten geschrieben und veröffentlicht, und das Projekt fing gleich mit einem großen Problem an: Wie definiert man Komplementärmedizin? Eingefleischte Schulmediziner subsumieren darunter gern allen möglichen Unfug, der bewiesenermaßen nicht wirkt. Andere sind offener und verstehen darunter auch Bewegungstherapien, die Einnahme bestimmter Vitamine, eine bewusste Ernährung und Entspannungstherapien. Ich gehöre eher zur zweiten Gruppe.

Dennoch glaube ich, dass auch Komplementärmedizin sich der wissenschaftlichen Überprüfung stellen muss. Wenn eine Studie zeigt, dass Chondroitin und Glucosamin einen Effekt auf die Beschwerden bei Arthrose haben können (siehe Frage 38), dann glaube ich das viel eher, als wenn alle Studien zeigen, dass das nicht so ist. Leider ist es bei den meisten komplementärmedizinischen Maßnahmen nicht möglich, placebokontrollierte Studien durchzuführen, weil man nicht »Scheinfasten« oder »Scheinmeditieren« kann. Viele Studien im Bereich der Ernährung kranken außerdem daran, dass mehrere Maßnahmen auf einmal getestet werden und man dann nicht sagen kann, woher der Effekt kam (zum Beispiel erst fasten, dann glutenfrei essen). Oft sind auch die Patientengruppen der Studien zu klein, die Studien zu kurz oder die Patienten halten die zu untersuchende Diät nicht durch.

Es gibt komplementärmedizinische Verfahren, bei denen ich mich sehr schwertue, mir eine mögliche Wirkung vorzustellen. Allen voran ist das die Homöopathie, bei der Wirkstoffe (deren Wirkung in aller Regel wahlweise nicht bewiesen oder sogar potenziell schädlich ist) so stark verdünnt werden, dass sie im Endprodukt nicht mehr nachgewiesen werden können. Auch Methoden, die unter »Energiearbeit« verstanden werden, wie Reiki oder Geistheilen, können in meinen Augen nur einen Placeboeffekt haben. Unbestrittenermaßen kann ein Placeboeffekt allerdings ganz erheblich sein. Ich habe selbst als Studienärztin Patienten gesehen, die nach einer Placebotherapie plötzlich keine Schmerzmittel mehr gebraucht haben. Wenn das also im Einzelfall funktioniert, will ich es nicht zu sehr kritisieren.

Fallbeispiel

In meiner Zeit als Assistenzärztin in Würzburg kam einmal ein älterer Herr zu mir. Er zeigte mir einen Flyer seines Hausarztes, in dem er für Aufbauinfusionen mit Vitamin C für 150 € warb. Vitamin C kostet buchstäblich Centbeträge, und ein Mangel an Vitamin C ist extrem selten. Die Infusionen hatten aller Wahrscheinlichkeit nach keinen Nutzen. Ich dachte, dass er von mir wissen wollte, ob er sich die Infusionen geben lassen soll. Ich meinte deshalb, dass er die 150 € lieber nehmen solle und mit seiner Frau ein Großes Gewächs (ein besonderer Wein) im Juliusspital, einem großen Weingut in Würzburg, bestellen und trinken solle. Da sei das Geld besser angelegt. Nachdem ich das gesagt hatte, habe ich erst verstanden, dass er sich die Infusion bereits hatte geben lassen. Er fragte ganz irritiert, warum sein Hausarzt ihm so etwas denn empfohlen habe. Nachdem es nun ohnehin zu spät war, meinte ich, dass danach halt der Hausarzt zum Juliusspital gegangen sei und sich ein Großes Gewächs bestellt habe.

Was ich hingegen verurteilen möchte, sind Heilpraktiker oder andere Komplementärmedizinerinnen, die ihren Patientinnen und Patienten davon abraten, die von ihrer Ärztin empfohlene Medizin einzunehmen. Diverse Male habe ich Patienten in beklagenswert schlechtem Zustand gesehen, weil sie ihre Medikamente nicht genommen hatten aus Angst, sich damit zu vergiften. In Deutschland zugelassene Medikamente haben ein sehr vorteilhaftes Risiko-Nutzen-Verhältnis. Rheuma ist eine echte, ernstzunehmende Erkrankung, die zu Invalidität und vorzeitigem Tod führen kann, wenn sie nicht korrekt behandelt wird. Es ist daher mehr als nur unverschämt, den Patientinnen und Patienten von einer wirksamen schulmedizinischen Therapie abzuraten.

112 Was ist ein Placebo?

Ein Placebo ist ein wirkstoffloses Präparat, von dem sich Arzt und/oder Patient eine positive Wirkung erhoffen. In Medikamentenzulassungsstudien werden regelmäßig neue Medikamente mit gleichartigen Placebos verglichen, also beispielsweise eine Spritze mit Wirkstoff mit einer gleich aussehenden Spritze ohne Wirkstoff. Die Erfahrung zeigt, dass der pure Glaube, man bekomme eine wirksame Therapie, zumindest in einem gewissen Maße zu einer Besserung der Symptome führt. Placeboeffekte gibt es nicht nur beim Menschen, sondern zum Beispiel auch bei Haustieren, wenn die Tierhalter von der Wirkung überzeugt sind. Die Wirkung einiger komplementärmedizinischer Maßnahmen wird auf diesen Effekt zurückgeführt.

113 Was ist ein Nocebo?

Man hat festgestellt, dass nicht nur der positive Glaube an eine Wirkung bei einem Placebo zu einer Beschwerdebesserung führt, sondern dass auch der Glaube an eine schädliche Wirkung zu einer Beschwerdeverschlechterung bzw. zu Nebenwirkungen führen kann. Man spricht dann vom Noceboeffekt. Nocebos werden natürlich nicht absichtlich gegeben. Man hat allerdings bei manchen Patienten den Eindruck, dass sie so fest davon überzeugt sind, ein schulmedizinisches Präparat nicht zu vertragen, dass sie auf jeden Fall Nebenwirkungen entwickeln, selbst wenn es ihrem Körper eigentlich gut geht. Ein weiteres bekanntes Beispiel für den Noceboeffekt in der Rheumatologie ist der Wechsel von einem Originalbiologikum auf ein Biosimilar. Insbesondere wenn der verschreibende Arzt das schlecht kommuniziert und zum Beispiel nur darauf hinweist, dass das neue Präparat billiger ist, fühlen sich die Patientinnen und Patienten schlechter behandelt und entwickeln mehr Schmerzen als unter dem Originalpräparat.

Hilft Akupunktur?

Die meisten fernöstlichen Heilkundetraditionen gehen davon aus, dass durch eine Krankheit der Energiefluss im Körper gestört ist und wiederhergestellt werden muss. Wir können uns als westliche Ärzte nur schwer vorstellen, dass ein nicht zu messender Energiefluss durch Akupunktur verbessert wird. Wir müssen aber anerkennen, dass es diverse Studien gibt, in denen Akupunktur positive Effekte auf Knie-, Rücken- oder Kopfschmerzen hatte. Anders als bei der Homöopathie passiert zumindest etwas – es wird eine Nadel gestochen. Es gibt auch Studien, die einen positiven Effekt bei Rheumapatientinnen und -patienten zeigen konnten. Jedoch waren bei diesen Studien in aller Regel keine Placebogruppen dabei, und die Patientinnen und Patienten stammten oft aus Ländern mit einem schlechteren Gesundheitssystem als dem unseren, sodass man sie nicht unbedingt mit unseren Patienten vergleichen kann.

115

Was ist mit Homöopathie?

Homöopathie ist nur im deutschsprachigen Raum verbreitet. Homöopathische Arzneimittel enthalten durch die Verdünnung während der Herstellung zumeist keinen Wirkstoff. Es wird davon ausgegangen, dass der Wirkstoff einen »Abdruck« im Wasser, Alkohol oder Zucker hinterlassen hat. Homöopathie kann keinen über den Placeboeffekt hinausgehenden Nutzen haben. Es ist nicht sinnvoll, viel Geld für solche Therapien auszugeben. Manche weisen darauf hin, dass Homöopathie immerhin keine Nebenwirkungen hat, was natürlich stimmt, weil kein Wirkstoff enthalten ist.

116

Mir wurde geraten, Schwermetalle auszuleiten. Ist das sinnvoll?

Da Rheuma durch den Körper wandert, vielfältige, teils schwer zu verstehende Symptome verursacht und die Patienten keinen Auslöser erkennen, liegt es nahe zu meinen, man habe sich irgendwie »vergiftet«. Das ist aber nicht der Fall. Rheuma wird nicht durch Vergiftungen mit Metallen oder anderen Stoffen ausgelöst. Es ist daher weder erfolgversprechend, diese Stoffe »ausleiten« zu lassen, noch, zum Beispiel Amalgamfüllungen austauschen zu lassen.

117

Ist es sinnvoll, Vitamin D zu nehmen?

Ich habe lange mit mir gerungen, ob ich Vitamin D zur Komplementärmedizin erklären soll oder ob das nicht schon Schulmedizin ist. Tatsache ist, dass die meisten Deutschen einen Mangel an Vitamin D haben, und zwar nicht nur im Winter, sondern auch im Sommer. Es gibt Hinweise, dass die Einnahme von Vitamin D vor Autoimmunerkrankungen schützt und dass Vitamin D den Knochen stärkt und Osteoporose verhindern kann. Außerdem ist es für eine gute Muskelfunktion notwendig und wirkt damit Stürzen entgegen. Ein extremer Mangel an Vitamin D führt zur Überproduktion von

Parathormon (einem Botenstoff der Nebenschilddrüse) und kann so Schmerzen im ganzen Körper auslösen. Es ist daher für viele Menschen sinnvoll, Vitamin D einzunehmen. Wer unsicher ist, kann seinen Spiegel beim Hausarzt messen lassen. Wovon ich abrate, sind Megadosen, wie sie von manchen Heilpraktikern empfohlen werden. Denn anzustreben ist ein normaler Spiegel an Vitamin D, kein erhöhter.

Gibt es noch andere Nahrungsergänzungen, die ich einnehmen sollte?

Viele Rheumapatientinnen und -patienten leiden an Blutarmut. Neben dem direkten Effekt der chronischen Entzündung, dem man am besten mit einer guten Basistherapie begegnet, liegen bei ihnen oft Mangelzustände vor. Diese betreffen vor allem Eisen, Folsäure und seltener auch Vitamin B_{12}. Sollte ein solcher Mangel vorliegen, sollten diese Stoffe als Tablette eingenommen werden. Eisen ist manchmal schlecht verträglich (und deswegen quasi nie in frei verkäuflichen Vitamintabletten enthalten), sodass Infusionen notwendig werden können. Auch Vitamin B_{12} muss manchmal gespritzt werden, wenn der Darm es nicht aufnimmt. Unabhängig von Rheuma ist in Deutschland Jodmangel verbreitet. Wer kein Jodsalz verwendet und nicht mindestens einmal wöchentlich Fisch isst, kann durchaus überlegen, Jod einzunehmen, zumindest wenn keine Schilddrüsenerkrankung vorliegt. Ist das der Fall, sollte die Einnahme von Jod mit der Ärztin besprochen werden. Viele auf dem Markt erhältlichen Multivitaminpräparate enthalten vor allem Vitamine, an denen in Deutschland kein Mangel herrscht. Dafür sind zumeist weder Jod noch Eisen enthalten und Folsäure und Vitamin D oft unterdosiert. Die meisten dieser Präparate sind also nicht zu empfehlen.

119

Mir wurde Teufelskralle empfohlen. Hilft das gegen Rheuma?

Teufelskralle ist eine afrikanische Heilpflanze. Man kann sie in Form von Tabletten in der Drogerie oder Apotheke kaufen. Zu ihrer Wirksamkeit gibt es unterschiedliche Studienergebnisse. Manche, aber bei Weitem nicht alle Studien zeigen eine Besserung von Gelenkbeschwerden bei mehrwöchiger Einnahme. Mögliche Nebenwirkungen sind Magen- und Darmbeschwerden, Kopfschmerzen oder allergische Reaktionen.

120

Was sind Omega-3-Fettsäuren und wie wirken sie?

Dabei handelt es sich um mehrfach ungesättigte Fettsäuren. Es sind essenzielle Fettsäuren, das heißt, der Körper braucht sie zum Überleben und kann sie nicht selbst herstellen. Sie müssen also mit der Nahrung zugeführt werden. Sie sind in Seefischen und vielen pflanzlichen Ölen wie Walnuss-, Raps- oder Leinsamenöl enthalten. Lachs enthält ca. 3 g pro 100 g Fisch. Dem Körper fällt es leicht, aus Omega-3-Fettsäuren entzündungshemmende Botenstoffe herzustellen. Die verwandten Omega-6-Fettsäuren hingegen haben sowohl entzündungshemmende als auch entzündungsfördernde Eigenschaften. Sie sind in Pflanzenölen, aber vor allem auch in tierischen Nahrungsmitteln enthalten. In der Ernährung gilt ein Omega-6-zu-Omega-3-Verhältnis von 4:1 als ideal. In der westlichen Ernährung ist das Verhältnis aber eher 15:1. Es gibt viele Studien zu Omega-3-Fettsäuren und Krebserkrankungen, Herzerkrankungen oder Autoimmunerkrankungen mit unterschiedlichen Ergebnissen. Kürzlich konnte eine sehr große Studie keinen Effekt auf das Auftreten dieser Erkrankungen zeigen. Während es also sicherlich vernünftig ist, in der Ernährung auf diese hochwertigen Fette zu achten, ist die Einnahme von Omega-3-Fettsäuren als Nahrungsergänzung wahrscheinlich nicht sinnvoll, sie schadet aber auch nicht.

Erfahrungsbericht

Statt ein Fallbeispiel zu schildern, möchte ich Ihnen an dieser Stelle von der Gruppe berichten, die ich in Würzburg im Yoga unterrichtet habe. Sie bestand aus einigen Rheumapatientinnen, die ihre Ehemänner zum Yoga mitbrachten. Wir haben die Yogaübungen angepasst, sodass zum Beispiel kein Druck auf die Knie oder Handgelenke ausgeübt wurde. Gemeinsam hatten wir viel Spaß, und ich hatte das Gefühl, dass die Teilnehmer und Teilnehmerinnen vom Yoga profitierten und sich Kraft, Gleichgewicht und Beweglichkeit besserten. Neben den eher sportlichen Yogaübungen haben wir auch Atem- und Meditationstechniken geübt, um uns besser entspannen zu können. Alle Teilnehmer – mit und ohne Rheuma – haben, so hoffe ich, gern gemeinsam Yoga geübt.

Hilft Yoga gegen Rheuma?

Yoga ist eine aus Indien stammende religiöse Tradition, die ursprünglich Bewegungsübungen (»Asanas«), Ernährungsvorschriften, Atemübungen und Meditation umfasst. Im Westen wird heutzutage vor allem die Asanapraxis, also körperliche Übungen, unter Yoga verstanden. Die Übungen trainieren und dehnen den ganzen Körper. Dadurch, dass sie zumeist langsam ausgeführt werden und keine Gewichte oder Ähnliches verwendet werden, ist das Verletzungsrisiko gering. Die Übungen werden in Verbindung mit dem Atem ausgeführt. Yoga hilft erwiesenermaßen gegen Knochen- und Muskelschwund und hat auch eine entspannende Wirkung. Leider ist es so, dass bei vielen modernen Yogastilen viel Kraft auf die Handgelenke ausgeübt wird (»nach unten schauender Hund«) oder Druck auf den Knien lastet, was Rheumapatientinnen und -patienten mit Schäden an den Gelenken erfahrungsgemäß Schmerzen bereitet. Die Übungen müssen daher eventuell angepasst werden.

122

Was ist Achtsamkeit und kann sie mir helfen?

Der Alltag in einem modernen Industrieland ist voller Ablenkungen, überall blinkt und klingelt etwas. Auch Beruf und Familie fordern ständig unsere Aufmerksamkeit. Die meisten Menschen konzentrieren sich daher selten mit aller Kraft auf die Sache, die sie gerade tun. Auch angenehme Tätigkeiten wie Essen oder durch den Wald Laufen werden nicht mit voller Aufmerksamkeit erlebt, sondern passieren nebenbei. Achtsamkeit bedeutet das genaue Gegenteil: Man soll versuchen, sich auf Dinge, die man tut, voll zu konzentrieren. Essen, Trinken, Laufen oder auch einfach Atmen werden dann bewusster erlebt. Diese Technik nennt sich Achtsamkeit oder im Englischen Mindfulness. Achtsamkeit kann gegen Stress, Schlafstörungen und chronische Schmerzen helfen und ist einfach in den Alltag zu integrieren. Bestimmte Atemübungen können dabei helfen, Achtsamkeit zu erreichen.

123

Was ist Meditation und wie wirkt sie?

Meditation ist wie die Steigerung der Achtsamkeit. Zur Meditation setzt man sich bequem auf einen Stuhl oder ein Kissen und schließt die Augen. Es wird sodann versucht, die Fülle an Gedanken, die einem Menschen normalerweise durch den Kopf gehen, auf ein absolutes Minimum zu reduzieren und dadurch einen meditativen Zustand zu erreichen, der ähnlich schwer zu beschreiben ist wie Schlaf. Es gibt dafür unterschiedliche Techniken. Am beliebtesten ist die genaue Beobachtung des eigenen Atems. Immer wenn die Gedanken vom Atem wegdriften, führt man sie liebevoll wieder dorthin zurück. Auch das innere Vorsagen eines Wortes oder eines Satzes (Mantra) kann helfen, Meditation zu verwirklichen. Das kann ein traditionelles Sanskritmantra sein (am einfachsten »Om«) oder zum Beispiel der Satz »Ich bin genug«. In der christlichen Tradition erinnert das Beten eines Rosenkranzes an Mantrameditation. Analog zur Achtsamkeit hilft Meditation gegen Stress, Ängste,

Müdigkeit, Schlafstörungen und chronische Schmerzen. Am besten praktiziert man jeden Tag oder zumindest jede Woche zu einer festen Zeit. Es gibt auch Apps für das Smartphone, die bei der Meditation unterstützen können.

124

Mir wurde Reiki empfohlen. Was ist das?

Reiki ist ein klassisches Beispiel für Energiearbeit. Dabei sollen durch Handauflegen Energien übertragen werden, die heilsame Wirkung haben sollen. Eine Reikisitzung kann sehr entspannend sein und sicherlich einen positiven Placeboeffekt auslösen. Belege für eine medizinisch nachvollziehbare Wirkung existieren aber nicht.

125

Ist Wärme oder Kälte besser für mein Rheuma?

Darauf kann man mit einem klaren »Kommt drauf an!« antworten. Warmes Wetter tut den meisten Patientinnen und Patienten gut, während nasskaltes Wetter oft als schlecht empfunden wird. Mir haben aber auch schon Patienten erzählt, dass es ihnen in der Kälte besser gehe. Das gilt auch für lokale Kälte- oder Wärmeanwendungen. Steht die Arthrose im Vordergrund, bevorzugen die meisten Patienten Wärme, wie zum Beispiel ein warmes Becken mit Sand für die Hände oder Fangoanwendungen. Einige Patienten mögen aber auch lokale Kälte. Was vielen Patienten hilft, aber leider selten verfügbar ist, ist eine Kältekammer. Diese kann paradoxerweise auch Patienten helfen, die ansonsten warmes Wetter bevorzugen.

126

Kann Psychotherapie gegen Schmerzen helfen?

Wenn die Schmerzen von Arthrosen oder Entzündungen herrühren, also echte Schäden an den Gelenken festzustellen sind, dann besteht die Therapie natürlich immer zuerst in einer guten antientzündlichen Basistherapie. Auch Schmerzmittel spielen dabei eine wichtige Rolle, gerade bei Arthrosen. Niemand behauptet, dass betroffene Patienten sich ihre Schmerzen einbilden. Dennoch haben Schmerzen auch immer eine psychische Komponente und können bei sensiblen Menschen zu einer eigenständigen psychischen Erkrankung führen, beispielsweise einer Angststörung oder einer Anpassungsstörung. Diesen Patienten kann eine unterstützende Gesprächstherapie eventuell helfen, besser mit ihrer Erkrankung umzugehen. Zusätzlich gibt es Patientinnen und Patienten mit einer reinen Fibromyalgie, deren Gelenke nicht geschädigt sind, die aber dennoch überall Schmerzen haben. Auch bei ihnen kann eine Gesprächstherapie, insbesondere eine sogenannte kognitive Verhaltenstherapie, ein Baustein der Therapie sein.

RHEUMA: SPORT UND ERNÄHRUNG

8

Ziel all unserer Bemühungen für die Patientinnen und Patienten ist nicht nur die Kontrolle des Rheumas, sondern ihr allgemeines Wohlbefinden. Das kann mit Medikamenten allein nicht erreicht werden. Menschen sind dazu gemacht, aktiv zu sein. Unsere Muskeln und Gelenke wollen bewegt werden, unser Herz und unsere Lungen wollen beansprucht werden. Daher sind Sport und Bewegung in jedem Alter eine wichtige Ergänzung der Rheumatherapie.

Man ist, was man isst. Unsere Ernährung hat einen tiefgreifenden Einfluss auf unser Befinden und auf die Zusammensetzung unseres Körpers. Über- und Untergewicht schaden uns. Ernährung muss aber mehr als nur die richtige Energiemenge bereitstellen. Sie muss uns mit Vitaminen, Nährstoffen und Mineralien versorgen. Sie versorgt zudem die vielen Millionen Bakterien, die unseren Verdauungstrakt bevölkern und sich ebenfalls auf unsere Gesundheit auswirken. Zu guter Letzt ist Essen natürlich auch Genuss und gemeinschaftliches Erleben. Gerade wer an schmerzhaftem Rheuma leidet, sollte Gelegenheiten nutzen, Genuss zu erfahren. Ein Weg dazu ist ein gutes Essen mit lieben Menschen.

Viele erhoffen sich Heilung von einer Ernährungsumstellung. Leider wird das in der absoluten Mehrzahl der Fälle nicht funktionieren. Manche Patienten reden sich regelrecht ein, dass sie nicht krank geworden wären, wenn sie sich nur beispielsweise vegan ernährt hätten. Manchmal ist es auch das Umfeld, das solche Ideen verbreitet und die Patienten damit belastet. Zum allgemeinen Wohlbefinden trägt Ernährung sehr viel bei. Viele Erkrankungen sind regelrechte Ernährungskrankheiten, wie Gicht oder Typ-II-Diabetes. Beim Rheuma besteht jedoch kein so eindeutiger Zusammenhang. Zur Therapie des Rheumas sind die Möglichkeiten durch eine Umstellung der Ernährung begrenzt. Niemand muss ein schlechtes Gewissen haben, wenn es einmal in der Woche doch ein Schinkenbrot und kein gegrillter Tofu ist!

Was ist grundsätzlich bei der Ernährung zu beachten?

Unsere Ernährung sollte ausgewogen sein, das hat jeder schon einmal gehört. Aber was bedeutet das konkret? Die Basis unserer Ernährung sollten Gemüse und Obst darstellen. Es sollte reichlich grünes Gemüse enthalten sein. Beim Obst sollten Sorten mit viel Fruchtzucker, wie Bananen und Weintrauben, nur in Maßen gegessen werden. Die Ernährung sollte reich an Ballaststoffen sein, was gut mit Vollkornprodukten, Hülsenfrüchten und Pseudogetreiden wie Quinoa erreicht werden kann. Milch und Milchprodukte sind als Kalziumlieferanten sinnvoll. Fleisch, insbesondere verarbeitetes Fleisch wie Wurst oder Schinken, sollte nicht jeden Tag gegessen werden. Ein- bis zweimal wöchentlich kann gern Fisch auf der Speisekarte stehen. Als Fette zum Kochen oder im Salat sollten hochwertige Pflanzenöle wie Olivenöl oder Rapsöl bevorzugt werden. Gerade bei Untergewicht ist es wichtig, genug Eiweiß zu essen. Das kann über Milchprodukte (Quark, Hüttenkäse), Hülsenfrüchte, Fleisch, Fisch oder auch Tofu erreicht werden. Zucker sollte nur selten gegessen werden, gezuckerte Getränke und künstliche Süßstoffe sollten gänzlich gemieden werden. Gegen Kaffee oder Tee spricht aber nichts.

Was ist das Mikrobiom und welche Rolle spielt es?

Unser Verdauungstrakt wird von mehreren Milliarden Bakterien bewohnt, die mit unserem Körper interagieren. Man spricht vom Mikrobiom oder von der Darmflora. Die Zusammensetzung dieser Bakterien ist von Mensch zu Mensch unterschiedlich. Die Bakterien produzieren Stoffe, die von unserem Darm aufgenommen werden. Sie haben außerdem eine gewisse Barriere- und Schutzfunktion. Die Zusammensetzung des Mikrobioms unterscheidet sich beim Rheumapatienten (oder Menschen mit vielen anderen Erkrankungen) von derjenigen von Gesunden. Es ist nicht ganz klar, ob die gestörte Bakterienpopulation Ursache oder Folge von Rheuma ist. In jedem Fall kann aber versucht werden, durch die Ernährung positiven Einfluss auf unsere Darmflora zu nehmen.

129 Wie kann ich das Mikrobiom günstig beeinflussen?

Die wichtigste Nahrung für unsere Darmbakterien sind Ballaststoffe. Die wenigsten Deutschen nehmen täglich genug Ballaststoffe zu sich. Wenn das über die Ernährung nicht gelingt, kann man auch versuchen, Flohsamenschalenpulver zu nehmen, und ausprobieren, ob sich das positiv auf die Verdauung auswirkt. Ein weiteres Superfood für unsere Darmflora sind alle fermentierten Produkte. Das können Milchprodukte wie Joghurt oder Kefir sein oder Gemüse wie Sauerkraut. Fermentiertes sollte mehrmals in der Woche auf dem Speiseplan stehen. Es werden auch Milchprodukte mit zugesetzten Darmbakterien oder Tabletten mit Bakterien oder Pilzen verkauft, deren Nutzen aber umstritten ist. Schädlich für unsere Darmflora sind neben falscher Ernährung vor allem Antibiotika, die deswegen und auch grundsätzlich nur eingesetzt werden sollten, wenn das wirklich notwendig ist.

130 Ist es sinnvoll, sich fleischlos zu ernähren?

Das kann man so pauschal nicht beantworten. Bei fast allen Ratschlägen zur Ernährung muss man sich erst einmal den Menschen anschauen, der beraten werden möchte. Eine untergewichtige Schwangere mit Eisenmangel und Rheuma sollte natürlich keinesfalls auf Fleisch verzichten, sondern das am besten jeden Tag essen. Ein übergewichtiger Mann, der zwei Herzinfarkte hatte, sollte hingegen auf Fleisch weitgehend verzichten. Richtig ist, dass der Körper tierische Fette leichter in Entzündungsbotenstoffe umwandeln kann als pflanzliche Fette. Daher gilt für Rheumapatienten, die täglich mit Entzündungen kämpfen, Fleisch nicht als ideal. Verarbeitetes Fleisch wie Wurst und Schinken hat nicht nur eine problematische Auswirkung auf Entzündungsvorgänge im Körper, sondern ist sogar krebserregend. Es sollte daher nur in geringen Mengen gegessen werden. Wenn auf Fleisch verzichtet wird, müssen andere Quellen für Eisen und Protein gefunden werden, was aber gut möglich ist.

Ist vegane Ernährung sinnvoll?

Streng vegane Ernährung ist eine relativ extreme Ernährungsform, was einer der Gründe sein wird, warum es dazu keine guten Studien gibt. Durchschnittliche Rheumapatienten zu finden, die sich für eine Studie ein Jahr lang vegan ernähren, ist sehr schwierig. Daher kann die Frage letztlich nicht beantwortet werden. Wenn man sich vegan ernähren möchte, vielleicht auch aus Gründen des Tier- und Umweltschutzes, muss man einiges beachten. Manche Veganer essen viele Fertig- und Ersatzprodukte und viel Zucker und tun ihrem Körper damit nichts Gutes. Das sollte vermieden werden, und die Ernährung sollte hauptsächlich aus Gemüse, Obst, Hülsenfrüchten, Nüssen und Vollkornprodukten bestehen. Es wird schwer sein, genug Vitamin B_{12} und Jod zu sich zu nehmen. Auch ein vielleicht ohnehin vorhandener Mangel an Vitamin D kann sich verstärken. Diese Substanzen sollte man also substituieren. Auch Eiweiß, Kalzium und Eisen können bei veganer Ernährung zum Problem werden. Es sollten auf jeden Fall Hülsenfrüchte gegessen werden, um genug Eiweiß zu sich zu nehmen, idealerweise auch Tofu. Wenn das alles beachtet wird, spricht bei Erwachsenen nichts gegen die vegane Ernährung. Bei Kindern wäre ich zurückhaltend. Ob sich durch vegane Ernährung eine spürbare Besserung des Rheumas zeigt, wissen wir nicht. Ich will es aber auch nicht ausschließen.

132

Sollte ich mich glutenfrei ernähren?

Gluten ist ein Klebeeiweiß, das sich in Getreide findet. Es ist nicht nur in Weizen enthalten, sondern in allen Getreidesorten. Ersatzmöglichkeiten sind Quinoa, Buchweizen, Mais oder Nüsse. Wer auf Gluten verzichten möchte, darf weder normale Backwaren noch Nudeln und Bier zu sich nehmen. Es ist außerdem in vielen Gewürzmischungen und Fertigessen enthalten. Die Diät ist also aufwendig, teuer und sozial einschränkend, weil man nicht einfach essen gehen oder Freunde zum Essen besuchen kann. Es gibt keinen Hinweis darauf, dass eine glutenfreie Diät irgendeinen positiven Effekt auf den Verlauf einer Rheumaerkrankung hat. Da eine glutenfreie Diät auch den Verzicht auf Vollkornprodukte bedeutet, ist sie sogar ungesünder als ein ausgewogener Speiseplan mit Vollkornprodukten. Auf Gluten müssen ausschließlich Patientinnen und Patienten mit nachgewiesener Zöliakie verzichten. Alle anderen müssen sich nicht unnötig einschränken und dürfen auch mal ein Croissant oder ein schönes Stück Baguette essen.

133

Welche Rolle spielen Ballaststoffe?

Ballaststoffe gehören zu den am meisten unterschätzten Nahrungsbestandteilen. Sie wirken sich regulierend auf unsere Verdauung aus und können sowohl bei Durchfall als auch bei Verstopfung hilfreich sein. Sie haben einen sättigenden Effekt, was beim Abnehmen helfen kann. Es gibt sogar Studien, die zeigen, dass abnimmt, wer bei gleicher Kalorienzahl mehr Ballaststoffe zu sich nimmt. Der Blutzucker wird reguliert, weil Kohlenhydrate aus der Nahrung durch Ballaststoffe langsamer aufgenommen werden, weswegen der Blutzucker langsamer ansteigt. Zu guter Letzt wirken sie sich positiv auf unser Mikrobiom aus. Der Umstieg auf Vollkorn kann sich also lohnen!

Ich habe gelesen, dass manche Gewürze gegen Rheuma helfen sollen. Stimmt das?

Das ist ein weites Feld. Es gibt viele kleine Studien zu einzelnen Gewürzen, die allesamt daran kranken, dass sie relativ wenige Probanden hatten und meistens keine Kontrollgruppe. Placeboknoblauch wäre auch schwer umzusetzen! In einigen dieser Studien zeigten sich aber positive Effekte in Bezug auf Rheuma. Unter anderem ist das bei Knoblauch, Curcuma, Ingwer, Zimt und Safran der Fall. Die französische Gesellschaft für Rheumatologie schließt nicht aus, dass diese und andere Gewürze gegen Rheumabeschwerden helfen könnten. In der Mehrzahl handelt es sich um Gewürze, die in der ayurvedischen Küche beliebt sind. Wer also vielleicht ohnehin Interesse an Ayurveda hat oder gerne indisch kocht, kann diese Gewürze in seinen Speiseplan integrieren. Schaden wird es in keinem Fall.

Mir wurde basische Ernährung empfohlen. Was ist das?

Die Befürworter basischer Ernährung behaupten, dass bestimmte Lebensmittel den Körper sauer machen, was ungesund sei. Tatsache ist, dass ein Mensch mit gesunden Nieren und einer gesunden Lunge grundsätzlich einen sehr stabilen Säurehaushalt hat und weder sauer noch basisch wird. Diese Ernährungslehre hat also keine wissenschaftliche Grundlage. Auf der anderen Seite wird bei basischer Ernährung empfohlen, vor allem Gemüse, Obst und Nüsse sowie Kräutertees zu sich zu nehmen, was für sich genommen nicht ungesund ist. Der Verzicht auf Süßigkeiten, Fleisch und Alkohol ist für sehr viele Menschen sinnvoll. Das Verbot von Kaffee, Tee und Getreide sowie Milchprodukten erscheint hingegen unnötig und nicht sinnvoll.

136 Hilft Fasten gegen Rheuma?

Man liest immer mal wieder, dass Fasten sicher gegen Rheuma helfe. Als ich mir die Studienlage angeschaut habe, musste ich allerdings feststellen, dass die betreffenden Studien zumeist zwanzig Jahre alt sind und kleine Probandenzahlen hatten. Die Evidenz ist somit nicht viel besser als für die oben erwähnten Gewürze. Fasten kann sich positiv auf den Stoffwechsel und die Verdauung auswirken. Wer es versuchen möchte, kann das tun. Es sind aber einige Dinge zu beachten: Es sollte genug Flüssigkeit getrunken werden. Fasten muss bei Untergewicht unterbleiben, ich würde auch bei Knochenschwund und Muskelschwund davon abraten. Diabetiker sollten nur unter ärztlicher Aufsicht fasten und müssen eventuell die antidiabetische Therapie verändern. Fasten ist keine Dauerlösung und kann also eine wirksame Basistherapie nicht ersetzen.

137 Wie schädlich ist Übergewicht?

Leider ist Übergewicht extrem schädlich. Erstens lastet das Gewicht auf den Füßen, Knien und Hüften und belastet diese erheblich. Eine Schuhgröße 36 ist nicht ausgelegt für 90 kg Körpergewicht, das Fußgewölbe bricht ein. Es entwickeln sich frühzeitig Knie- und Hüftarthrosen. Zweitens ist das Fett entzündlich aktiv. Menschen mit Übergewicht haben höhere Entzündungswerte im Blut als Normalgewichtige – ein Effekt, der bei Frauen besonders ausgeprägt ist. Menschen mit viel Fettmasse haben häufiger Ganzkörperschmerzen als Menschen mit wenig Fett, auch dann, wenn sie gar kein Rheuma haben. Wir wissen zudem, dass das Rheuma bei Übergewicht schlechter zu therapieren ist, denn die Rheumamedikamente wirken dann schlechter, und zwar auch dann, wenn man sie höher dosiert.

Fallbeispiel

Ein 50-jähriger Patient mit Wirbelsäulenrheuma (Spondyloarthritis) wog 125 kg auf 178 cm Körpergröße. Er war unbeweglich und hatte im Sitzen und Liegen Schmerzen. Beim Laufen waren die Rückenschmerzen etwas besser, dafür schmerzten die Knie. Da er der Meinung war, dass seine Beschwerden vor allem auf sein Übergewicht zurückzuführen seien, wollte er kein Biologikum nehmen. Stattdessen machte er eine Kur und nahm 35 kg ab. Anschließend war er nicht nur erheblich beweglicher und nahezu schmerzfrei, auch die Entzündungswerte in seinem Blut besserten sich, sodass die Therapie mit einem Biologikum nicht mehr notwendig war.

Ich kann mich kaum bewegen, wie soll ich da abnehmen?

Um abzunehmen, muss man mehr Kalorien verbrauchen, als man zu sich nimmt. Natürlich ist der Verbrauch höher, wenn man sich viel bewegt. Die meisten Menschen überschätzen aber den Energieverbrauch durch Bewegung erheblich. Der Schlüssel zum Abnehmen liegt in der Ernährung. Das Essen sollte ballaststoffreich und reich an kalorienarmen Nahrungsmitteln mit hohem Sättigungspotenzial wie den meisten Gemüsesorten sein. Zwischenmahlzeiten und gezuckerte Getränke sowie Alkohol führen zu einer Gewichtszunahme. Um Fett abzubauen, muss der Insulinspiegel sinken. Das tut er aber nicht, wenn ständig gegessen wird. Intervallfasten ist ein für viele Menschen gut umsetzbarer Weg, Gewicht zu verlieren. Auch eine Ernährungsberatung und ein Ernährungstagebuch können sinnvoll sein. Der Teufelskreis aus Übergewicht, mangelnder Bewegung und Frustessen muss durchbrochen werden. Das kann extrem schwierig sein. Manchmal ist es leichter, gemeinsam abzunehmen. Vielleicht finden sich Partnerinnen in der Familie oder im Freundeskreis oder zwei Ehepartner nehmen gemeinsam ab. Manchen Menschen helfen auch Selbsthilfegruppen oder Apps. In extremen Fällen, normalerweise erst ab einem Body Mass Index (BMI) über 40 (zum Beispiel 170 cm und 116 kg), kommt auch eine bariatrische Magenoperation infrage. Dazu müssen sich die Patienten in speziellen Zentren vorstellen; erster Ansprechpartner ist der Hausarzt.

139

Ist Untergewicht auch problematisch?

Untergewicht wirkt sich zwar nicht negativ auf das Rheuma aus, es bringt aber andere Probleme mit sich. Die allermeisten untergewichtigen Patientinnen und Patienten haben auch Muskel- und Knochenschwund. Sie stürzen deswegen leicht und brechen sich schnell Knochen.

140

Ich habe Gicht. Was muss ich bei der Ernährung beachten?

Gicht ist anders als Rheuma eine vor allem ernährungsbedingte Erkrankung. Um den Harnsäurespiegel zu senken, sollte die Ernäh-

---

Fallbeispiel

Eine 50-jährige Patientin, die stets mit ihrem Ehemann zum Rheumatologen kam, wog nur 45 kg bei 170 cm Körpergröße. Sie war stark nikotinabhängig und beide Partner rauchten jeweils zwei Schachteln Zigaretten am Tag. Durch das viele Rauchen verbrauchten sie mehr Kalorien und vergaßen das Essen. Die Patientin musste gegen ihr Rheuma ein Biologikum spritzen, was ihr aufgrund des fehlenden Unterhautfettgewebes nicht gut gelang. Auch die Knochendichte war für ihr Alter extrem schlecht. Obwohl sie sich unwohl fühlte und nicht arbeiten konnte, kam sie nicht von den Zigaretten los.

---

rung reich an Gemüse, Milchprodukten und Vollkorn sein. Fleisch, insbesondere Innereien, sollte selten oder gar nicht gegessen werden. Auch Meeresfrüchte enthalten viel Purin, das vom Körper in Harnsäure umgewandelt wird. Hülsenfrüchte sind ebenfalls nur in Maßen zu essen. Besonders problematisch sind große Mengen Fruchtzucker. Gichtanfälle können außerdem durch Alkohol ausgelöst werden, wobei insbesondere Bier wegen seines obendrein hohen Puringehalts schlecht ist. Sogar alkoholfreies Bier kann einen Anfall auslösen. Zur Therapie der Gicht gehören neben einer konsequenten Ernährungsumstellung auch der Abbau von Übergewicht und eine ausreichende Flüssigkeitszufuhr.

Darf ich Alkohol trinken, wenn ich Rheuma habe?

Manche Medikamente, allen voran MTX, vertragen sich nicht gut mit Alkohol. Das Rheuma an sich wird durch Alkohol nicht schlechter, soweit wir das wissen. Tatsächlich gibt es in einigen Studien Hinweise, dass Alkohol sogar das Risiko senken könnte, an Rheuma zu erkranken. Die Risikoreduktion scheint besonders ausgeprägt bei Rauchern zu sein, weswegen ein Artikel in der Zeitschrift für Rheumatologie einmal fragte: »Wenn schon rauchen, dann auch trinken?« In Summe muss man allerdings sagen, dass Alkohol ein Nervengift ist und nur in Maßen genossen werden sollte.

Darf ich Sport machen, wenn ich Rheuma habe?

Noch in meiner Kindheit war es üblich, Kinder wegen aller möglichen Erkrankungen vom Sport zu befreien. Heutzutage ist man eher der Meinung, dass Sport und Bewegung sich auf die meisten chronischen Erkrankungen positiv auswirken. Für Rheuma konnte gezeigt werden, dass die Krankheitsaktivität durch Sport abnimmt und die Lebensqualität steigt. Jedes bisschen zählt, jedes Stockwerk, das zu Fuß ohne Fahrstuhl erklommen wird, hilft, jeder Gang zum Einkaufen ist sinnvoll. Noch besser ist es, mehrmals pro Woche zum Sport zu gehen und sich eine Auszeit und Bewegung zu gönnen. Wenn man es mal übertrieben hat, kann es sein, dass am Folgetag ein unangenehmer Muskelkater entsteht. Dieser verschwindet aber von selbst wieder, und die positiven Folgen des Sports überwiegen deutlich.

143 Was ist besser: Kraftsport oder Ausdauersport?

Zunächst ist jeder Sport gut, der Spaß macht und sich richtig anfühlt. Problematisch können Ballsportarten wie Tennis oder Squash sein, bei denen die Gelenke stark beansprucht werden. Steffi Graf ist der Boulevardpresse zufolge heute nicht mehr gut zu Fuß. So viel Wettkampfsport werden allerdings die wenigsten Rheumapatienten machen. Ideal ist eine Mischung aus Ausdauer- und Kraftsport. Kraftsport ist gut für die Knochen und Muskeln. Gut trainierte Muskeln schützen unsere großen Gelenke, was bei Rheuma besonders wichtig ist. Ausdauertraining ist hingegen gut für die Herz- und Lungengesundheit und hilft dabei, das Gewicht zu halten. Patienten mit einem von Anfang an gut behandelten Rheuma sollten sich ruhig richtig auspowern. Es gibt keinen Grund, sich übertrieben zu schonen, wenn das Rheuma nicht aktiv ist und die Gelenke keinen Schaden durch die Erkrankung genommen haben.

144 Welcher Sport ist geeignet, wenn ich durch das Rheuma stark eingeschränkt bin?

Nicht alle Patientinnen und Patienten haben das Glück, ohne Gelenkschäden zu sein oder eine gut kontrollierte Rheumaerkrankung zu haben. Manchmal sind Ballsportarten oder ein Handstand beim Yoga einfach unrealistisch. Auch für solche Patientinnen und Patienten gibt es Angebote. Schwimmen ist eine sehr schöne und gelenkschonende Sportart, manchen Menschen macht Wassergymnastik in der Gruppe Spaß. Kieser-Training und Nordic Walking sind ebenfalls geeignet für Menschen mit Einschränkungen. Wenn auch das nicht geht, können Gymnastikangebote der Rheumaliga eine gute Alternative sein. Sitzt eine Patientin im Rollstuhl oder ist bettlägerig, bleibt manchmal nur Krankengymnastik. In den Tagen zwischen den Anwendungen kann man einfache Übungen mit den Händen, Armen oder Füßen in Eigenregie machen, die man sich vom Physiotherapeuten zeigen lässt.

146 Ist Krankengymnastik sinnvoll?

Krankengymnastik ist sinnvoll bei Schmerzen, die aus einer Fehlhaltung oder Fehlbelastung resultieren, zum Muskelaufbau nach Operationen oder langen Krankheitsphasen und für Patientinnen und Patienten mit starken Einschränkungen. Neben der klassischen Krankengymnastik kann auch Manuelle Therapie hilfreich sein oder zusätzliche Wärmeanwendungen. Massagen sind natürlich angenehm, helfen aber oft nicht so langfristig wie krankengymnastische Übungen. Neben der klassischen Krankengymnastik als Einzeltherapie kann auch Funktionstraining in der Gruppe per Rezept verschrieben werden.

RHEUMA: RECHTLICHES UND ORGANISATORISCHES

9

Wer chronisch krank wird, sieht sich plötzlich mit Fragen konfrontiert, die Gesunde meistens nicht interessieren: Welche Kosten werden übernommen und von wem? Welche Rechte habe ich? Krankheiten bringen immer auch ein gewisses Verarmungsrisiko mit sich. Daher haben schwerbehinderte Menschen einen besonderen Kündigungsschutz und auch einen (allerdings erschreckend kleinen) Steuervorteil. Dieses Buch ist kein Führer durch das deutsche Sozialrecht. Dennoch seien die wichtigsten Fragen an dieser Stelle kurz beantwortet.

146 Welche Medikamente zahlt die Krankenkasse?

Patienten erschrecken oft, wenn sie erfahren, wie teuer ihre Rheumamedikamente sind. Die gesetzliche Krankenkasse in Deutschland übernimmt jedoch einen Großteil der für die Rheumabehandlung anfallenden Kosten. Alle zugelassenen Medikamente werden von der Krankenkasse bezahlt, wenn sie zulassungsentsprechend verordnet werden. Das bedeutet, dass ein TNF-Hemmer beispielsweise bei einem gesicherten Gelenkrheuma und nach Versagen von MTX eingesetzt werden darf. Wenn man Medikamente außerhalb der Zulassung geben möchte, spricht man von einem Off-Label-Gebrauch. In diesen Fällen kann die Krankenkasse sich theoretisch weigern, die Kosten einer Therapie zu übernehmen. Um auf der sicheren Seite zu sein, wird die Ärztin daher häufig einen Antrag auf Kostenübernahme stellen. Auch bei privat Versicherten kann es sinnvoll sein, eine Off-Label-Therapie zu beantragen, damit nicht am Schluss der Patient selbst auf den Kosten sitzen bleibt. Aufgrund der Vielzahl an zugelassenen Medikamenten sind Off-Label-Therapien bei Gelenkrheuma aber selten notwendig.

Wann kann ich mich von der Medikamentenzuzahlung befreien lassen?

Für die meisten Medikamente müssen gesetzlich Versicherte 5 bis 10 € pro Packung zuzahlen. Das kann sich für Rheumapatienten schnell summieren. Von der Zuzahlung können sich Versicherte befreien lassen, wenn sie pro Jahr mehr als 2 % des Bruttojahreseinkommens zuzahlen mussten. Für chronisch Kranke liegt diese Grenze bei 1 %. Als chronisch krank gilt, wer mindestens ein Jahr lang wegen derselben Erkrankung jedes Quartal in ärztlicher Behandlung ist und entweder Pflegegrad drei hat, einen Grad der Behinderung (GdB; siehe Frage 150) von mindestens sechzig hat oder bei wem eine andauernde Behandlung notwendig ist, ohne die der Patient an Lebenszeit oder -qualität einbüßen würde. Die schwere, chronische Erkrankung muss der Krankenkasse durch eine ärztliche Bescheinigung angezeigt werden. Bei Unsicherheiten kann man die Krankenkasse anrufen und erhält dann Hilfe.

Wie kann ich eine Reha bekommen?

Eine Rehabilitationsmaßnahme (Reha) können der Hausarzt oder die Rheumatologin sowie ggf. auch ein Klinikarzt beantragen, wenn der Patient zu diesem Zeitpunkt stationär liegt. Bei Berufstätigen, die gesetzlich versichert sind, entscheidet die Deutsche Rentenversicherung über den Antrag. Bei Rentnern oder Patienten, die keiner Erwerbsarbeit nachgehen, trägt die Kosten die Krankenversicherung. Bei privat Versicherten entscheidet, was im Versicherungsvertrag steht. Für sie kann es manchmal schwierig sein, eine Reha zu bekommen. Normalerweise besteht bei chronischen Erkrankungen alle vier Jahre der Anspruch auf eine Reha. In schweren Fällen kann diese Frist auf Antrag verkürzt werden. Wenn eine große Operation, eine schwere Infektion oder eine andere schwere Akuterkrankung durchgemacht wurde, kann im Anschluss fast immer eine Reha in Anspruch genommen werden.

149

Was bringt mir eine Reha?

Vielen chronisch kranken Patienten tut eine Auszeit vom Alltag gut: mal nicht die Wäsche machen, den Haushalt putzen und die Einkäufe erledigen müssen. Die neue Umgebung lädt dazu ein, neue Gewohnheiten einzuüben, zum Beispiel mit dem Rauchen aufzuhören oder endlich die 5 kg abzunehmen, die man seit Jahren abnehmen möchte. Während der Reha ist ein intensives Sport- und Bewegungsprogramm üblich, das Rheumapatienten sehr guttut. Zusätzlich kommen oft krankengymnastische Anwendungen dazu. Vielleicht hat die Reha-Klinik auch eine Kältekammer. Viele Patienten nehmen gern psychotherapeutische Unterstützung in Anspruch, um die Krankheit besser bewältigen zu können. All das und mehr kann eine Rehabilitation leisten.

150

Was bedeutet der Grad der Behinderung?

Als Behinderung im Sinne des Sozialgesetzbuchs gelten Einschränkungen der körperlichen oder psychischen Gesundheit, die länger als sechs Monate andauern und die Teilhabe an der Gesellschaft behindern. Der Gesundheitszustand muss vom für das Lebensalter typischen Zustand abweichen. Es wird ein GdB festgestellt, der zwischen zwanzig und hundert liegt. Ab einem GdB von fünfzig gilt man als schwerbehindert, erhält einen entsprechenden Ausweis und kann einen Steuerfreibetrag geltend machen. Ebenfalls ab einem GdB von fünfzig gelten besondere Regeln beim Kündigungsschutz. Diesbezüglich können sich Menschen mit einem GdB ab dreißig eventuell gleichstellen lassen. Den berühmten Ausweis, mit dem man Behindertenparkplätze nutzen kann, bekommt man nur, wenn zusätzlich eine erhebliche Beeinträchtigung der Mobilität vorliegt. Dies wird durch ein Merkzeichen im Schwerbehindertenausweis kenntlich gemacht.

Habe ich Anrecht auf eine Schwerbehinderung?

Jeder Deutsche kann jederzeit kostenlos einen GdB beantragen. Ein ärztlicher Gutachter beurteilt nach Aktenlage oder ggf. durch eine Befragung und Untersuchung des Patienten den Grad der Einschränkung. Die Diagnose Rheuma allein ist dabei nicht entscheidend. Es geht vielmehr um die Frage, wie stark die Einschränkungen der Leistungsfähigkeit und Mobilität im Alltag vom Zustand eines Gesunden gleichen Alters abweichen. So kann es sein, dass bei einem sehr gut behandelten Rheuma ein GdB von null vorliegt, obwohl starke Medikamente eingenommen werden müssen. Erfahrungsgemäß können die meisten Rheumapatienten mit einem GdB von um die dreißig rechnen. Er kann aber auch erheblich höher liegen, wenn die Patienten beispielsweise im Rollstuhl sitzen oder ihre Hände nicht mehr benutzen können. Der GdB wird häufig nur für eine bestimmte Zeit erteilt und dann erneut beurteilt. Es ist auch möglich, einen Antrag auf Erhöhung des GdB zu stellen. Dabei ist aber zu beachten, dass das auch »nach hinten losgehen« und in einer Verringerung enden kann.

Wie kann ich mich mit anderen Betroffenen austauschen?

Die Rheumaliga ist im Gesundheitsbereich die größte Selbsthilfegruppe Deutschlands. Sie organisiert Veranstaltungen, bei denen man sich informieren und austauschen kann. Sie gibt auch Informationsmaterial heraus. In vielen Teilen Deutschlands bietet sie zudem Bewegungskurse an, die für Menschen mit Einschränkungen angemessen sind. Nicht zuletzt engagiert sie sich zudem politisch für die Rechte Rheumakranker. Neben der Rheumaliga gibt es auch lokale Selbsthilfegruppen und Austauschmöglichkeiten über die sozialen Medien, die jüngere Menschen vielleicht bevorzugen. Ich bin immer wieder beeindruckt, wenn mich Selbsthilfegruppen zu Vorträgen einladen, wie gut die Gruppen organisiert sind und wie viele Menschen jeden Alters sich dort organisieren.

153 Welche Berufe sind sinnvoll für Rheumatiker?

Mit einem gut kontrollierten Rheuma kann man heutzutage fast jeden Beruf ausüben. Dennoch sind manche Berufe belastender als andere. Körperlich stark anstrengende Berufe wie Tiefbauarbeiter oder Installateur, die zudem im Winter draußen der Kälte ausgesetzt sind, kann nicht jeder Rheumatiker ausüben. Ein weiteres Problem kann die Neigung zu Infektionen darstellen: Menschen, die mit kleinen Kindern arbeiten, stecken sich oft mit Atemwegs- und Magen-Darm-Infektionen an. Daher ist auch der Beruf des Erziehers nur bedingt geeignet. Ideal sind Berufe, die nicht im Freien ausgeübt werden, bei denen man zwischen Stehen, Sitzen und Laufen abwechseln kann und die nicht allzu viel Publikumsverkehr haben.

RHEUMA: ANHANG

Quellen zum Weiterlesen

- Sind Sie auf der Suche nach einer Selbsthilfegruppe, hilft Ihnen die Seite der Deutschen Rheuma-Liga im Internet weiter: www.rheuma-liga.de
- Hier finden sich Leitlinien zur Rheumatoiden Arthritis: https://register.awmf.org/de/start (Suchbegriff »Rheuma«)
- Auf der Seite der Deutschen Gesellschaft für Rheumatologie finden sich Informationsbögen für Ärzte und Patienten zu allen gängigen Medikamenten: www.dgrh.de
- Auf der Seite des Berufsverbands der Rheumatologen finden Sie Videos zum Umgang mit der Erkrankung sowie zu den Medikamenten: www.bdrh-service.de/mediathek/rheuma-video-coach

Danksagung

Dies ist mein erstes Buch. Es hat überraschend viel Spaß gemacht, diese Zeilen zu schreiben, und ich hoffe, dass sie sich auch kurzweilig lesen lassen, trotz des bisweilen ernsten Themas. Ich möchte daher zunächst dem Kosmos-Verlag danken für das Vertrauen, mir diese Aufgabe überlassen zu haben. Ich danke meiner Lektorin Dr. Doris Kliem und meiner Projektmanagerin Ramona Kapp.

Meinem Ehemann Robert und meinem Sohn Ludwig danke ich für die Zeit, die sie mir gegönnt haben, um das Buch zu schreiben. Meiner Freundin Johanna Schirrmacher danke ich für das Probelesen und viele wertvolle Hinweise. Dr. Helge Körber und Dr. Eva Niederle gebührt ebenfalls Dank fürs Probelesen und für die vielen guten fachlichen Hinweise.

Ich danke auch allen meinen Patientinnen und Patienten, die ich im Laufe der vielen Jahre betreuen durfte, und den Kolleginnen und Kollegen, von denen ich lernen und mit denen ich arbeiten durfte. Ohne diese vielen Erfahrungen wäre dieses Buch nicht möglich gewesen.